ÉTUDE CLINIQUE

SUR LES

PARALYSIES HYSTÉRIQUES

DES QUATRE MEMBRES

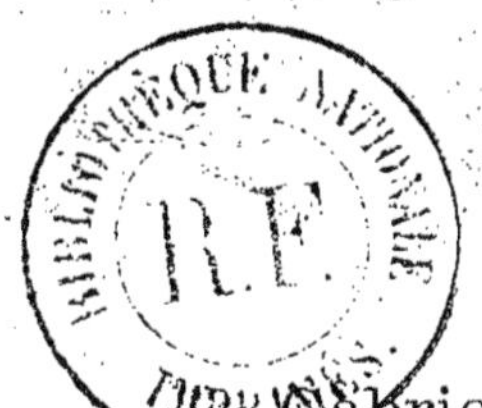

PAR

Gabriel CHEVALIER,

Docteur en médecine de la Faculté de Paris.

Ancien externe des hôpitaux de Paris,

Lauréat de l'Ecole de médecine de Lyon (Médaille d'or).

PARIS

V.-A. DELAHAYE ET Cᵒ, LIBRAIRES-EDITEURS

Place de l'Ecole-de-Médecine.

1877

ÉTUDE CLINIQUE

SUR LES

PARALYSIES HYSTÉRIQUES

DES QUATRE MEMBRES

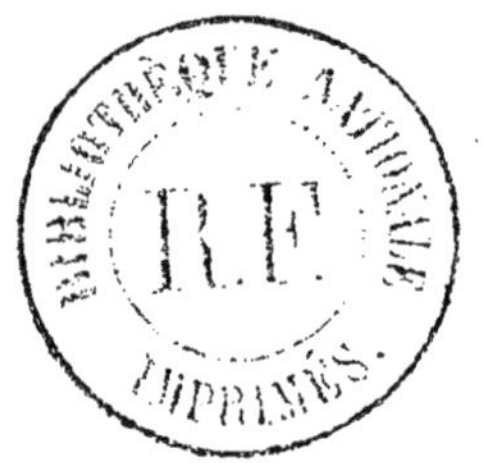

PAR

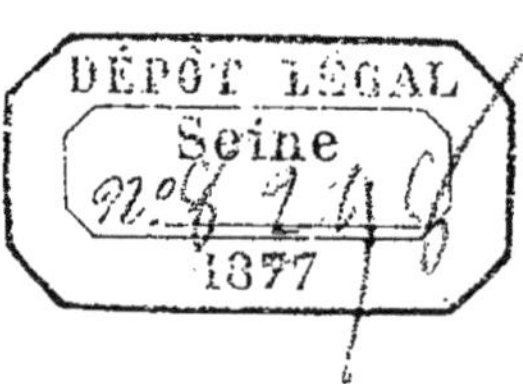

Gabriel CHEVALIER,

Docteur en médecine de la Faculté de Paris,
Ancien externe des hôpitaux de Paris,
Lauréat de l'Ecole de médecine de Lyon (Médaille d'or).

V. A. DELAHAYE ET Cie, LIBRAIRES-ÉDITEURS
Place de l'École-de-Médecine.

1877

ÉTUDE CLINIQUE

SUR LES

PARALYSIES HYSTÉRIQUES

DES QUATRE MEMBRES.

INTRODUCTION

Cette thèse a été faite sous l'inspiration de notre maître, M. le docteur Rigal. C'est lui qui nous en a donné le sujet, c'est lui encore qui nous en a tracé les principaux traits.

En étudiant ici la paralysie des quatre membres, nous n'avons pas été séduit uniquement par la rareté de cette complication. Placé en face d'un cas de paralysie de ce genre, assez compliqué pour diviser d'opinions des médecins distingués, nous avons vu que l'hésitation était possible, et nous avons cru utile de le faire connaître et de rechercher, en même temps, les observations analogues publiées dans la science.

Chez cette malade, il s'agissait de choisir entre la diphthérie et l'hystérie, comme cause de la paralysie des quatre membres.

Or, si la diphthérie et les affections aiguës donnent naissance à des paralysies qui les reconnaissent pour cause, elles peuvent aussi réveiller l'hystérie qui sommeille, et faire naître d'autant plus facilement une paralysie de cette nature que le terrain est plus épuisé par la maladie.

Je dois ajouter que ces akinésies consécutives aux affections aiguës sont souvent générales ; elles ont, il est vrai, un début, une symptomatologie bien à elles ; mais il y a des exceptions nombreuses, des cas complexes, où il faut savoir séparer ce qui appartient à l'hystérie de ce qui appartient à l'affection aiguë.

Il fallait donc grouper avec soin tous les caractères qui peuvent faire reconnaître les paralysies hystériques des quatre membres, établir leur étiologie, leur début leur mode de distribution, leur marche, leur terminaison.

Nous avons recherché toutes l s observations de paralysie complète citées par les auteurs; nous en avons réuni vingt et une, et de leur étude nous avons essayé de déduire un tableau net et précis des paralysies des quatre membres.

Nous n'avons rien trouvé de nouveau ; notre seul mérite est d'avoir rassemblé avec tout le soin possible les caractères principaux de cette paralysie.

Peut-être aussi n'est-il pas inutile, pour une autre raison, d'insister sur cette distribution de la paralysie hystérique. A cause même de sa rareté, on est tenté d'oublier son existence. De plus, en présence d'une affection aussi variable dans ses formes que l'hystérie, il nous a semblé convenable de rapprocher de cette akinésie hystérique des quatre membres les paralysies complètes, symptomatiques des diverses affections cérébrales et médullaires, des intoxications saturnines et alcooliques, etc.

Nous avons rejeté avec préméditation de ce travail, la pathogénie et l'anatomie pathologique, voulant toujours rester sur le terrain clinique.

C'est aussi à dessein que nous ne dirons que quelques mots du traitement de cette maladie.

Dans l'espoir d'être utile, et afin de faciliter les recherches de ceux qui s'occuperont de cette question, nous avons dressé à la fin de notre travail un tableau de nos observations, suivi d'un index bibliographique.

HISTORIQUE.

Il nous est impossible de séparer l'histoire des paralysies hystériques des quatre membres de celle des paralysies hystériques en général.

Nous trouvons la première mention de cet accident dans le *Deuxième livre des épidémies* d'Hippocrate. On y raconte l'histoire d'une jeune fille atteinte, à la suite de suppression des règles, de paralysie du membre supérieur droit et du membre supérieur gauche, sans aucune altération de l'intelligence et sans déviation des traits de la face.

Pendant plusieurs siècles, les auteurs restent muets sur la paralysie hystérique. A part quelques médecins, Primerose, Ch. Lespois, etc., qui en font incidemment mention, il faut arriver aux convulsionnaires de Saint-Médard pour retrouver des observations de paralysies hystériques. C'est dans les ouvrages de Hecquet et de Carré de Montgeron que nous lisons les relations pleines de détails curieux de cette véritable épidémie d'hystérie.

Nous devons cependant ajouter que bien avant cette époque, Sydenham, dans sa lettre *Sur la passion hystérique*, cite un cas d'hémiplégie qui s'était montré dans cette névrose.

En 1837, sir Brodie non-seulement accumule des faits d'akinésie de cette nature, mais le premier il insiste sur les erreurs auxquelles peuvent donner lieu les paralysies qui se présentent sous la forme de paraplégies. Il indique le problème, mais ne le résout pas.

A partir de ce moment les observations de paralysie hystérique se succèdent rapidement; mais personne encore n'avait parlé des troubles de la sensibilité.

Cet honneur était réservé à M. Piorry, qui, dans ses *Cliniques de la Pitié*, attira l'attention sur ce nouveau symptôme qui précède ou accompagne souvent la paralysie hystérique.

Dès lors les mémoires sur l'hystérie abondent. Macario, Gendrin, Landouzy, Bezançon, Mesnet, Sandras, Beau, publient d'excellents travaux sur toutes les manifestations de cette maladie. L'école anglaise de son côté représentée surtout par Leacock et Todd, apporte de nouveaux et précieux documents à l'histoire de l'hystérie.

En 1840 Leacock fait paraître son ouvrage « *A treatise on the nervous diseases of women.* London ».

Après lui en 1843 Todd publie dans *the Lancet* les « *Lectures on hysteria.* »

Ils insistent sur les nombreux symptômes qui précèdent, accompagnent, suivent la paralysie hystérique et lui donnent sa physionomie propre (clou, gastralgie, bâillements, toux, éternuments hystériques, vomissements. Céphalalgie, troubles pelviens, contractures), toutes choses réunies qui constituent ce que ces auteurs ont appelé « *local hysteria* », et dont l'ensemble forme le « *diathesis hysterical.* »

En France des ouvrages originaux sont publiés par Valleix, Landry, Sédillot, Lassègue, Philippeaux, Duchenne (de Boulogne) applique l'électricité aux paralysies de toutes causes. Il consacre quelques beaux chapitres au sujet qui nous occupe.

Briquet observe près de cinq cents cas d'hystérie, ce

qui lui permet d'écrire sur ce sujet un ouvrage magistral dans lequel on peut relever de nombreux cas de paralysie hystérique.

En 1848 M. le docteur Lebreton prend comme sujet de sa thèse inaugurale, les paralysies hystériques ; ouvrage excellent, auquel nous avons fait de nombreux emprunts.

Skey à Londres fait des leçons sur « *local or surgical formes of hysteria* ». A Paris Onimus et Legros continuent l'œuvre commencée par Duchenne (de Boulogne). Ils apportent de nouveaux éléments au diagnostic par l'électricité des diverses paralysies, et à leur traitement par les courants induits et les courants constants.

A la Salpêtrière, M. le professeur Charcot classe les phénomènes hystériques, et dans de remarquables observations, leur donne à chacun leur valeur diagnostique.

Un de ses élèves les plus distingués, M. Bourneville, s'inspirant des idées du professeur, fait paraître des monographies intéressantes sur la thermométrie dans les maladies nerveuses, et sur les contractures hystériques.

DÉFINITION.

J'emprunte à M. Noël Guéneau de Mussy [1] la définition qu'il a donnée de cette akinésie dans ses « *leçons cliniques.* »

« Qu'est-ce qu'une paralysie hystérique ? C'est une paralysie développée chez une hystérique, qui ne peut être rattachée à aucune autre condition morbide connue, et qui dans sa terminaison participe des caractères observés dans les névropathies hystériques. »

1. Guéneau de Mussy. *Union médicale :* De la paralysie hystérique (1867).

On pourrait, comme le dit l'auteur que nous venons de citer, pénétrer plus avant dans la nature de l'hystérie, et tirer des conditions pathogéniques d'autres moyens de définitions. Mais celle donnée par Guéneau de Mussy [1], nous satisfait complétement, elle est basée sur la clinique sans rien préjuger de la pathogénie de cette affection.

Nous avons déjà annoncé que nous n'aborderions pas l'étude de l'anatomie pathologique ni celle de la pathogénie, non que ces questions nous semblent manquer d'intérêt, mais parce que nous ne nous sentons pas encore assez de force pour les aborder.

ÉTIOLOGIE.

Écrire avec de longs détails l'étiologie de la paralysie hystérique des quatre membres, ce serait écrire l'étiologie de l'hystérie; et tel n'est pas notre but. Nous devons donc nous contenter de rappeler rapidement les principaux traits de l'affection dans laquelle se montrent ces paralysies, et de tracer un tableau succinct de ce « *diathesis hysterical* », comme l'appelle Todd [2], du terrain où nous le verrons apparaître.

Parmi les signes qui constituent cet ensemble quelques-uns semblent plus spécialement liés à l'apparition des paralysies hystériques et ce sont eux surtout que nous signalerons ici.

Sexe. — L'hystérie est une affection qui appartient presque exclusivement au sexe féminin. Cependant plusieurs auteurs, et Briquet [3] entre autres, admettent la possibilité de l'existence de cette névrose chez l'homme.

1. Guéneau de Mussy. *Loc. cit.*, p. 16.
2. Todd. *Clinical lectures diseases of the nervous system* (*in Lancet*, 1843).
3. Briquet. Traité clinique de l'hystérie. Paris, 1859.

Briquet[1] cite sept observations de paralysies hystériques chez l'homme, et l'une d'elles que nous reproduisons ici signale une paralysie des quatre membres.

Obs. I (résumée). — Attaques hystériques chez un homme atteint de paralysie avec rigidité des muscles.
(Briquet. Obs. VI, pages 26, 27 et 28.)

Rendamne, âgé de vingt-neuf ans, peintre en décors, mère hystérique. Il n'est pas impressionnable dans son enfance. Caractère calme. Élevé au séminaire jusqu'à dix-huit ans.

A vingt-quatre ans, santé bonne, et aucun sujet de tristesse. Mais en octobre 1851, étant en sueurs, il se mouilla. Il eut de la peine à se réchauffer. Il est pris alors de vomissements et de paralysie incomplète dans les quatre membres, avec fièvre, et attaques convulsives.

Entré à la Charité en janvier 1852, salle Saint-Louis, on lui trouve : de l'anesthésie de toute la peau, *plus prononcée à droite qu'à gauche*, une paralysie incomplète des quatre membres, contractures des quatre membres. Douleurs sans gonflement au niveau des articulations. Douleur épigastrique. Pas de fièvre.

Attaques tous les *quatre jours commençant par une douleur au front et aux tempes*. Sensation de compression à la région épigastrique, *ascension d'une boule montant* au haut du sternum. Sensation de constriction à la gorge, puis perte de connaissance. *Mouvements convulsifs avec large agitation dans tous les sens. Pas d'écume.*

Amélioration graduelle de tous les symptômes.

Rechute brusque et réapparition des attaques, mais sans paralysie.

Notre observation XXI se rapporte aussi à un homme.

Age. — Les paralysies hystériques ne se montrent guère que dans la période d'activité sexuelle, et nos vingt et une observations de paralysie des quatre membres portent sur des sujets de dix-sept à quarante ans.

Deux, cependant, se sont montrées plus tard, à 43 ans (Thorn, Obs. VIII[2]) et à cinquante ans (Landouzy, Obs. VII[3]), à l'époque de la ménopause ou peu après.

1. Briquet. Traité clinique de l'hystérie. Paris, 1859.
2. Thorn. *Case of hysterical paralysis*, Lancet, 1849.
3. Landouzy. Traité complet de l'hystérie. Paris, 1846.

Fréquence. — Les paralysies hystériques ne sont pas rares. Briquet[1] en a cité 120 cas sur 433 malades, et l'on a pu dire que chez la femme jeune, l'hystérie est la cause la plus fréquente des paralysies. Quant aux paralysies des quatre membres, elles sont beaucoup moins fréquentes que l'hémiplégie et que la paraplégie. Sur 120 paralysies, Briquet[2] ne l'a signalé que 6 fois, et nous n'avons pu, malgré de patientes recherches, en réunir que 21 cas authentiques.

La paralysie du mouvement est très-rarement le phénomène initial de l'hystérie ; cependant l'observation suivante nous montre un cas où l'affaiblissement général précéda tout autre symptôme.

Observation II.

Guévitant mentionne le cas d'une jeune fille de dix-huit ans, nommée Adélaïde...., chez laquelle l'affection hystérique débuta par un affaiblissement progressif dans les membres inférieurs et supérieurs, suivi de violentes convulsions qui déterminèrent bientôt une paralysie complète des extrémités.

Pendant ces crises convulsives, non-seulement elle recouvrait la liberté complète de ses mouvements, sortait facilement de son lit, se tenait debout, marchait, toutes choses qu'elle ne pouvait pas faire dans leur intervalle, mais encore parlait spontanément et répondait aux questions qu'on lui posait, et une fois l'accès terminé, retombait percluse et ne conservait aucun souvenir de ce qu'elle avait dit ou fait pendant sa durée (Bulletin de la Société des sciences d'Orléans, année 1811, t. III, page 169).

Presque toujours on a constaté, longtemps avant son apparition, des accès spasmodiques avec ces sensations particulières si caractéristiques : *boule hystérique*, *hyperesthésie ovarienne*, *gastralgie*, *clavus hystericus*, ce caractère singulier, aussi bizarre que la maladie elle-même, ou déjà même de véritables attaques convulsives.

1. Briquet. *Loc. cit.*, p. 21.
2. *Id.*, *ibid.*

Très-rarement on a observé des contractures avant la paralysie. Dans plus de la moitié des cas, la paralysie s'est montrée à la suite d'une attaque convulsive; quelquefois sans attaque, après une vive émotion morale (Obs. X et XVI). Skey[1] cite les frayeurs produites par les accidents de chemins de fer, comme une cause fréquente de paralysie chez les hystériques.

L'anesthésie précède presque toujours la paralysie du mouvement. Quelquefois, cependant, elle ne se montre qu'en même temps qu'elle. Dans la très-grande majorité des cas, elle l'accompagne, et la coexistence de cette anesthésie, surtout quand elle revêt la forme de l'hémianesthésie, est, comme nous le verrons, un des meilleurs caractères de la paralysie hystérique. D'autres fois, de la céphalalgie, de l'engourdissement, des fourmillements dans les membres précèdent la paralysie; mais parmi les phénomènes hystériques prémonitoires qui semblent plus spécialement liés à l'apparition de l'akinésie, nous devons signaler les troubles fonctionnels des organes abdominaux et pelviens.

« La paralysie plus ou moins prononcée des extrémités inférieures dans l'hystérie est toujours accompagnée et souvent précédée par un degré correspondant de perturbation dans les fonctions des organes pelviens. Cette perturbation se traduit par la constipation, par la tympanite, la paralysie vésicale, l'accroissement ou la diminution de la sécrétion urinaire, l'irritation ovarienne ou utérine, les troubles menstruels. »

Signalé par Briquet[2] (1859) et avant lui par Leacock[3] (1840), dont nous n'avons fait que traduire les termes, ce

1. Skey. *Hysteria. Local or surgical forms of hysteria.* 1870.
2. Briquet, *Loc. cit.*, p. 21.
3. Leacock. *A treatise on the nervous diseases of women.* London, 1840.

point a été surtout mis en lumière par M. Charcot[1], dans ses leçons sur la contracture hystérique.

« Ce ballonnement considérable du ventre, dit cet auteur à propos de la malade de l'observation VI, ces douleurs de la région ovarienne, cette rétention des urines constituent un ensemble de symptômes dont l'importance au point de vue du diagnostic est à peu près décisive. »

Dans nos vingt et une observations de paralysie des quatre membres, nous trouvons cinq fois regardés comme accidents prémonitoires ces troubles pelviens dont l'importance avait échappé à Briquet[2], qui leur réserve à peine une petite place dans son énumération des causes occasionnelles de la paralysie hystérique, causes qu'il range sous huit chefs différents :

1° Attaques *convulsives*.

2° Affections morales, vives et brusques.

3° Fatigues excessives et marches forcées.

4° Simples attaques spasmodiques et léthargie.

5° Suppression brusque des menstrues (troubles pelviens).

6° Disparition d'un autre symptôme hystérique.

7° Maladie étrangère déterminant dans la convalescence l'apparition de l'hystérie et de la paralysie (fièvre typhoïde, rhumatisme, diarrhée avec coliques, fièvres intermittentes prolongées.

8° Chlorose.

La chlorose a, en effet, les plus grandes connexions non-seulement avec l'hystérie, mais spécialement avec les paralysies hystériques qui se montrent surtout dans les cas

1. Charcot. Leçons sur les maladies du système nerveux. 2e édit. 1876

2. Briquet. *Loc. cit.*, p. 21.

où elle est très-prononcée, et qui, d'après Lebreton[1], augmentent ou diminuent en même temps qu'elle.

Mesnet[2], sur vingt-cinq cas de paralysie hystérique, a trouvé vingt-cinq fois la chlorose. Elle est signalée dans huit des vingt et une observations de paralysie des quatre membres que nous avons pu réunir, et son influence ressort surtout d'une façon remarquable dans l'observation suivante.

Observation III.

Une dame de trente-six ans fut reçue à la Charité pour une hystérie bien caractérisée qu'elle attribuait à de nombreuses saignées qui lui avaient été faites à l'Hôtel-Dieu, pour une maladie inflammatoire.

Il survint à cette personne, après un arrêt brusque des menstrues, des vertiges, des malaises, des convulsions hystériques, avec épigastralgie, strangulation et perte de connaissance; pendant ces attaques, le pouls s'affaiblissait, devenait presque insensible et intermittent, la respiration devenait presque nulle, et les extrémités étaient froides.

Ces accès se terminaient par des sueurs ou des urines abondantes; d'autres fois par des pleurs et des sanglots, quelquefois par une salivation, ou par l'expulsion de mucus par le vagin.

Dans l'intervalle des attaques, il y avait une faiblesse générale prononcée, surtout dans les membres inférieurs, avec un brisement extrême; la céphalalgie était habituelle, elle causait l'insomnie; il y avait fréquemment des hoquets et des vomissements.

Peu à peu l'état de la malade empira, la peau pâlit, la face se prit d'œdème, il survint du scorbut, les gencives se gonflèrent, et enfin la mort arriva après deux ans d'hystérie.

Autopsie. — Rien de remarquable, si ce n'est quelques taches rouges et quelques ecchymoses à la face interne du tube digestif, la mollesse et l'état poisseux des muscles dont la couleur était d'un rouge foncé, et une grande dissolution du sang.

Cette relation est si intime que pour MM. Trousseau et Pidoux l'hystérie n'est qu'une variété de chlorose. Il y aurait là, peut-être, matière à de longs développements, si nous avions à discuter la pathogénie des paralysies hys-

1. Lebreton. Des paralysies hystériques. Thèse, 1868.
2. Mesnet. Des paralysies hystériques. Thèse, Paris, 1852.

tériques. Mais décidé à rester sur le terrain de la clinique, nous nous contenterons de signaler la constance de cette relation entre le degré de la chlorose et celui de la paralysie hystérique.

DÉBUT.

Qu'elle ait été précédée ou non d'autres symptômes de nature hystérique, la paralysie peut débuter brusquement ou lentement, graduellement.

1° *Début brusque.* — Le plus souvent la paralysie s'établit brusquement, à la suite d'une attaque; quelquefois sans attaque convulsive.

Lorsqu'elle se montre brusquement, après une attaque violente avec perte de connaissance, ce qui est loin d'être rare, la paralysie peut être facilement attribuée à une lésion cérébrale, à une attaque d'apoplexie vraie.

Elle peut se montrer brusquement après une émotion morale, causée par une mauvaise nouvelle, un accès de colère, une frayeur, le « shock » déterminé par un traumatisme, par un accident. Dans ce dernier cas, lorsque la paralysie débute brusquement, ce n'est pas toujours au moment même du « shock » qu'elle se montre, mais quelques heures après, comme dans l'observation III, empruntée à Skey[1]. Ce même auteur raconte l'histoire d'une autre jeune hystérique de dix-neuf ans, qui, surprise par un accident de chemin de fer, put marcher, et même aider à donner les premiers soins aux blessés et ne se trouva paralysée que le lendemain matin au réveil.

Dans nos vingt et un cas de paralysie des quatre membres, on observe neuf fois le début brusque, cinq fois à la suite d'une attaque, une fois après une vive émotion.

1. Skey. *Hysteria. Local or surgical forms of hysteria.* 1870.

2° *Début lent.* — Quand la paralysie s'établit lentement, elle est généralement progressive, c'est-à-dire qu'elle envahit d'abord un membre, puis un autre et ainsi de suite. Elle débute presque toujours par un membre inférieur et plus souvent par le membre inférieur gauche, puis gagne le membre supérieur du même côté, le membre inférieur du côté opposé, et enfin le membre supérieur droit, envahissant ainsi les quatre membres dans un espace de temps qui peut varier de quelques heures à plusieurs mois. Quelquefois, elle frappe d'abord un côté; l'hémiplégie persiste quelque temps, et plus tard, souvent à la suite de contractures, l'autre côté perd à son tour le mouvement (Obs. VI). Dans ce cas, c'est généralement le côté gauche qui est paralysé le premier.

C'est dans cette forme lente que le début de la paralysie est annoncé et accompagné de céphalalgie, d'engourdissement et de fourmillements dans les membres.

CARACTÈRES PROPRES DES PARALYSIES DES QUATRE MEMBRES.

Les paralysies hystériques des quatre membres se distinguent par des caractères de deux ordres.

1° Par ceux qui appartiennent à l'akinésie;

2° Par les phénomènes qui les accompagnent constamment et dont l'ensemble constitue le tableau clinique qui se présente à l'observation.

1° *Caractères de l'akinésie.* — Les paralysies que nous décrivons occupent toujours les quatre membres, soit qu'elles les aient frappés d'emblée, soit qu'elles les aient envahis progressivement. Mais elles ne présentent pas toujours la même intensité dans tous les membres, ni dans tous les segments de membres.

C'est généralement à gauche que l'akinésie est le plus prononcée. Très-rarement on observe en même temps une paralysie faciale, et dans ce cas elle est toujours unilatérale : c'est là, du reste, un cas tout à fait exceptionnel. On a vu assez souvent la vessie et les muscles du larynx paralysés en même temps que ceux des quatre membres, et quelques auteurs (Briquet[1], Skey[2]) ont signalé la paralysie de l'œsophage. Mais s'il y a quelquefois aphonie et dysphagie, il n'y a jamais, dans les cas qui nous occupent, de dyspnée ni de troubles respiratoires sérieux. Les muscles du thorax et du cou restent toujours indemnes, et c'est là un des bons caractères de la paralysie hystérique des quatre membres. Enfin, on n'a jamais observé, dans cette affection, ces phénomènes de paralysie bulbaire si bien étudiés par Hallopeau[3] et qui se montrent quelquefois à la suite de paralysie d'origine médullaire ou même diphthéritique et saturnine. Il n'y a pas de forme bulbaire de la paralysie hystérique.

Degré. — L'akinésie de nature hystérique est très-rarement complète. Cependant, dans notre tableau on trouvera neuf observations où la perte absolue de la motilité est signalée. Il semble, en effet, qu'en même temps qu'elle est plus étendue, la perte du mouvement soit plus prononcée. Alors même qu'il existe une impuissance absolue, il est bien rare qu'il ne persiste pas dans les extrémités quelques légers mouvements sous l'influence de la volonté, et c'est avec étonnement que Skey[4] signale l'existence d'une akinésie absolue dans l'observation suivante qui se rapporte, il est vrai, à un cas d'hémiplégie, mais que nous croyons

1. Briquet. Traité clinique de l'hystérie. Paris, 1859.
2. Skey. *Hysteria. Local or surgical forms of histeria.* 1870.
3. Hallopeau. Thèse d'agrégation. Des paralysies bulbaires. 1875
4. Skey. *Hysteria. Local of surgical forms of hysteria.* 1870.

devoir reproduire parce que nulle part, dans nos observations de paralysie des quatre membres, nous ne trouvons signalée une perte aussi absolue de la motilité.

« De semblables cas doivent être très-exceptionnels, car je ne me souviens pas en avoir vu de semblable. Aussi, ne m'attendai-je pas à trouver une affection de ce genre chez une jeune ouvrière de la campagne. J'observai que la motilité de la main et du pied était *totalement* perdue. La volonté n'avait plus la moindre influence sur les extrémités; dans ces cas de paralysies, j'avais toujours vu un certain degré de motilité quelque faible qu'il soit persister dans les orteils. Là, rien de semblable, le membre inférieur était absolument privé de tout mouvement. »

Le plus souvent la paralysie est incomplète. C'est une paresse, parfois un simple affaiblissement, dont il sera toujours facile d'apprécier le degré à l'aide du dynamomètre. Le degré de cet affaiblissement n'est pas toujours le même dans les différents membres; il est généralement plus prononcé d'un côté que de l'autre; dans des cas plus rares ce sont les deux membres inférieurs qui sont atteints plus gravement que les membres supérieurs.

Quel que soit du reste le degré de l'akinésie hystérique, ce degré est généralement atteint d'emblée et persiste sans grande variation pendant toute la durée de l'affection. On ne constate pas là cette augmentation progressive, si fréquente dans les paralysies de cause médullaire.

Cependant quand la chlorose augmente ou diminue rapidement, on voit l'intensité de l'akinésie suivre les mêmes oscillations, la paralysie est en relation constante avec le degré de la chlorose.

Mobilité. — Mais si à chaque attaque la paralysie hystérique présente une certaine constance dans son intensité, elle est éminemment mobile et capricieuse dans son siége et sa distribution. Rien n'est plus fréquent que de voir une paralysie des quatre membres succéder brusquement à une hémiplégie, une hémiplégie gauche remplacer une hémiplégie droite et faire place à son tour à une paraplégie. Souvent enfin on voit l'akinésie remplacée tout à coup par des symptômes hystériques d'un autre ordre. Quelquefois, sous l'influence d'une vive émotion morale, la paralysie disparaît complétement pendant quelques instants pour reparaître aussitôt après (Todd)[1]. On voit alors la malade, immobilisée au lit depuis longtemps, se lever tout à coup, faire quelques pas, puis retomber aussi impuissante qu'auparavant.

La paralysie des quatre membres, comme nous le verrons en parlant de sa marche, semble cependant être plus fixe, plus tenace, moins capricieuse que les autres formes de paralysie hystérique.

Température. — Il y a quelquefois abaissement de température dans les membres paralysés. Il est naturel d'attribuer ce refroidissement à un ralentissement de la circulation capillaire, à une paralysie des vasomoteurs qui nous explique en même temps l'ischémie de la peau, que l'on observe souvent chez les hystériques sur les membres paralysés et anesthésiés. Ce refroidissement des extrémités se trouve signalé dans les deux observations suivantes, empruntées à Savage[2] et à Pipet[3].

1. Tood. *Clinical lectures or paralysis.* London, 1856.
2. Savage. *General hyst. paralysis treated by the contin. galv. current.* Lancet, 1865.
3. Pipet. De la paralysie hystérique. Thèse. Paris, 1862.

Obs. IV. D. Savage. Lancet, 18 february, 1865, page 176, tome I. — General hysterical paralysis. — Treated by the continuons galvanic current; recovery.

Une jeune fille de 19 ans est amenée par sa mère, au mois de septembre dernier, pour consulter le docteur Savage. Bien portante jusqu'alors, elle avait pendant les trois dernières années, perdu le mouvement des bras et des jambes à un point tel, qu'elle était complétement incapable de supporter le moindre poids et de se livrer à quelque travail que ce soit. Elle avait été réglée à 15 ans, mais, depuis, elle l'était très-irrégulièrement, et perdait fort peu de sang très-pâle. Seize mois après, la menstruation cessa tout à fait, et à partir de ce moment elle devint presque idiote. Elle est très-nonchalante, son regard est vague ; les pupilles, l'une d'elles surtout, sont très-dilatées. L'iris gauche est tout à fait insensible même à une forte lumière. Sa voix a tout à fait disparu : ce n'est plus qu'un chuchotement languissant. Elle se plaint souvent de douleurs à la tête et aux reins. *Les mains et les pieds sont tout à fait froids*. Elle n'a pas d'appétit, elle est habituellement constipée. Elle a eu des attaques d'hystérie convulsive. Elle a suivi longtemps un traitement médical sans aucun bénéfice. Tel était l'état de la malade. Le docteur Savage appela en consultation le docteur Althans pour discuter avec lui l'emploi de l'électricité dans ce cas. Ce dernier examine avec beaucoup de soin l'état de la sensibilité dans tout le corps, et trouva une anesthésie presque complète de tout le côté gauche, y compris la conjonctive. A droite, la perte de la sensibilité était moins marquée qu'à gauche, mais une piqûre d'épingle n'était sentie que comme un instrument mousse, et l'exploration avec l'esthésiomètre de Weber ne donnait aucun résultat : la malade ne pouvant distinguer si elle était touchée par une pointe ou par deux. Les muscles étaient peu volumineux, mais se contractaient assez bien sous l'influence du courant électrique.

On appliqua de la nuque au sacrum un courant descendant de quarante à cinquante éléments de Daniel pendant dix minutes. L'opération fut répétée deux fois par semaine. La douleur causée par ce courant est tout à fait insignifiante, et chez quelques malades cette sensation est même positivement agréable. Après six semaines de ce traitement, la malade était tellement améliorée, qu'elle peut faire trois milles d'une traite, sans aide. Elle s'habillait et mangeait seule, elle travaillait dans son appartement; ses mains et ses pieds étaient chauds ; la voix était revenue, les selles étaient régulières, et elle reprit complétement ses affaires. Les pupilles étaient normales, la sensibilité revenue aussi bien à droite qu'à gauche. Enfin le 19 novembre, elle était en parfaite santé, sauf l'aménorrhée qui persista.

Obs. V (résumée). — Thèse de Pipet. — Des paralysies hystériques. Paris, 1862.

Mlle F.... Marie, âgée de 25 ans, domestique née à Pontaumur (Puy-de-Dôme), entre le 14 novembre 1861 à l'Hôtel-Dieu, salle Saint-Antoine, n° 30 (service de M. le professeur Rostan).

Sa mère est morte, elle n'a pas ouï dire qu'elle fût nerveuse. Son père est bien portant.

Pas de maladies antérieures. Réglée à 16 ans. Première menstruation douloureuse. Règles toujours régulières.

Elle est impressionnable, elle pleure et rit facilement. A 19 ans, elle perdit sa mère et dut passer beaucoup de nuits sans sommeil.

Elle est prise alors de maux de tête, d'accès de suffocation, sans perte de connaissance. Globus hystericus. Enfin plusieurs attaques avec perte de connaissance se succèdent.

A 22 ans, elle vint à Paris, ses règles devinrent irrégulières. Elle fut prise de vomissements.

Elle entre à l'hôpital.

C'est une fille vigoureuse, mais ses règles, qui ont reparu, sont très-abondantes. Ces pertes de sang l'ont pâlie. Palpitations de cœur, souffle dans les veines. Tympanite.

Un jour, à son lever, elle éprouve de l'engourdissement dans le membre inférieur droit. Des milliers d'épingles semblent lui traverser la cuisse.

Quelques jours après, insensibilité de ce membre, bientôt suivie de paralysie incomplète.

Le bras droit est pris ensuite, il y a anesthésie et paralysie à peu près complète.

Puis c'est le tour du membre inférieur gauche; fourmillements, anesthésie complète, paralysie.

Le bras gauche est envahi de la même manière.

La contractilité musculaire est complétement éteinte dans les quatre membres.

Bras et membres inférieurs sont tout à fait paralysés et anesthésiés.

Hyperesthésie au niveau du genou.

Les membres paralysés se refroidissent facilement.

La déglutition est difficile.

Il y a anesthésie du voile du palais et du pharynx; le doigt promené sur ces parties est parfaitement toléré.

La vue est affaiblie du côté gauche.

Il y a des bourdonnements d'oreilles, de la toux hystérique, des vomissements.

Les mouvements reviennent graduellement; d'abord dans les bras, ensuite dans les membres inférieurs.

La malade sort améliorée.

Mouvements réflexes. — Les mouvements réflexes, loin d'être exagérés comme dans les paralysies d'origine cérébrale, sont rares et diminués.

Électricité. — Enfin l'exploration des membres paralysés, à l'aide des appareils électriques, fournit des signes qui, d'après Duchenne de Boulogne[1], suffiraient pour caractériser une akinésie hystérique. Dans la paralysie hystérique, dit cet auteur, la contractilité électro-musculaire est normale; la sensibilité électro musculaire est au contraire diminuée ou affaiblie. Malheureusement, cette proposition n'est pas rigoureusement exacte, car il y a des cas où la paralysie hystérique électro-musculaire est loin d'être diminuée, et des paralysies non hystériques où cette sensibilité est également abolie (Onimus et Legros[2]). De plus Bénédickt[3] a montré que la contractilité électro-musculaire est quelquefois diminuée.

Cependant quand on rencontre les caractères signalés par Duchenne, il est fort probable que la paralysie est de nature hystérique; mais il résulte des observations de Bénédickt, d'Onimus et de Legros, qu'il ne faudrait pas conclure de leur absence à la nature non hystérique de l'akinésie.

MM. Onimus et Legros indiquent encore quelques autres caractères électriques propres, selon eux, à éclaircir le diagnostic des paralysies hystériques. Nous ne pouvons mieux faire que de les citer textuellement :

« On pourrait essayer les courants continus du côté du

1. Duchenne (de Boulogne). Electrisation localisée. 1858.
2. Ominus et Legros. Traité d'électricité médicale. 1872.
3. Benedickt. Ueber elektrische Untersuchung und Behandlung. Wien med. Halle, 1864.

« cerveau. S'il y avait paralysie hystérique il est possible, « et même probable, qu'ils amèneraient pour un temps « plus ou moins long une modification aux troubles qui « existaient, tandis que si l'hémiplégie avait pour cause « une embolie ou un épanchement sanguin, ils n'auraient, « cela est de toute évidence, absolument rien pu mo- « difier.

« Dans ce cas un courant continu appliqué sur la tête « pendant quelques minutes, aurait pu apporter quelques « changements aux symptômes, d'après un fait observé « dans le service de M. Oulmont et chez une malade « hystérique, qui par moments offrait tous les symptômes « d'une lésion cérébrale.

« Dans un de ces états nous fîmes passer pendant près « de cinq minutes un courant à travers la tête; le pôle « positif sur le front et le négatif à la nuque, et aussitôt « les symptômes d'excitation disparurent pendant un « instant et la malade s'endormit pendant une demi- « heure.

« Dans la plupart des paralysies hystériques, les malades « ressentent très-vivement les courants continus, surtout « lorsque les éléments employés ont une forte action chi- « mique. Nous avons vu un cas où l'anesthésie était presque « complète pour tous les excitants, excepté pour les cou- « rants de la pile à action chimique assez forte. La contrac- « tilité pour ces courants est en même temps plutôt dimi- « nuée qu'augmentée, mais ce caractère est loin d'être « suffisant pour établir le diagnostic, au moins d'avec « d'autres lésions cérébrales.

« Dans les lésions de la moelle cependant, les effets des « courants continus peuvent avoir quelque utilité. D'abord, « de ce que la contractilité n'est pas augmentée pour les « courants continus et est plutôt diminuée, tandis qu'elle

« reste la même pour les courants induits, on peut déjà
« être certain que la paralysie n'est pas périphérique.
« Enfin ces mêmes faits démontrent que la lésion centrale
« n'a pas atteint les cellules de la moelle, dont partent les
« nerfs périphériques. Nous verrons dans un prochain
« chapitre la raison de ces différents phénomènes.

« En électrisant les nerfs périphériques, ou les nerfs et
« la moelle, avec des courants continus, on observe de
« plus que même lorsque la sensibilité est abolie, le cou-
« rant ascendant donne des contractions plus étendues et
« plus énergiques que le courant descendant. Cela ne
« s'observe *dans ces conditions* (c'est-à-dire avec une
« abolition de la sensibilité) que dans les cas de tumeurs
« ou d'hémorrhagie de la moelle. C'est donc là encore
« une action des courants qui peut avoir une importance
« pour ce diagnostic. Ce moyen peut surtout être avan-
« tageux dans les cas de simulation et, dans ces cas, il
« faut surtout se rappeler, ce dont les malades ne se
« doutent guere, que les contractions sont toujours plus
« fortes en électrisant les nerfs moteurs que lorsque l'on
« électrise directement la fibre musculaire.

« Enfin, on pourrait peut-être encore se fonder sur ce
« fait qu'en électrisant la moelle avec un courant ascen-
« dant, on augmente en général dans les paralysies hys-
« tériques les phénomènes d'excitation, tandis que cela
« arrive bien plus difficilement dans les cas de tumeurs
« ou d'hémorrhagie avec lesquels on pourrait les con-
« fondre. »

Nutrition des muscles. — Quelle que soit la durée de la paralysie hystérique, elle n'intéresse presque jamais la nutrition des muscles, on n'observe ni atrophie, ni amaigrissement, et le bon état des membres frappés d'impuissance est un des meilleurs caractères des akinésies hystériques.

Phénomènes concomitants. — La paralysie hystérique, dit Briquet[1], s'accompagne toujours d'un état hystérique intense. Elle n'existe, en effet, presque jamais seule, et, sans faire un tableau complet de l'hystérie, nous ne pouvons nous dispenser d'indiquer les symptômes de cette affection qui accompagnent le plus souvent la paralysie des quatre membres.

L'anesthésie cutanée coïncide presque toujours avec l'akinésie, et l'a souvent précédée. Elle est habituellement distribuée comme elle; quelquefois, cependant, elle revêt cette forme d'hémianesthésie complète, si caractéristique, que jusqu'aux travaux récents de Türck[2], Charcot, Veyssière[3], sur la lésion du pied de la couronne rayonnante de Reil, on a pu la considérer, en quelque sorte, comme pathognomonique de l'hystérie. Tantôt il y a seulement anesthésie tactile, tantôt analgésie; le plus souvent tous les modes de la sensibilité sont abolis à la fois; le plus fréquemment épargnée est la notion de la température (froid et chaud).

Mais ce qui, d'après Briquet[4], caractérise surtout l'anesthésie hystérique, c'est qu'elle n'est pas seulement cutanée, elle envahit parfois les parties profondes des membres, les muscles, les os. Cette anesthésie musculaire détermine quelquefois, quand on place le malade dans l'obscurité, une impuissance motrice passagère, qui disparaît dès que la vue peut diriger les mouvements des membres; et qu'il faut bien se garder de confondre avec une véritable akinésie. C'est là ce que des auteurs ont dé-

1. Briquet. *Loc. cit.*

2. Turck. Beitrœge zur Lehre von der hyperesthesie und anesthesie. Zeitschrft der Gesell. d. Aerzte z. Vien. 1850.

3. Veyssière. Recherches expérimentales à propos de l'hémianesthésie de cause cérébrale. (Arc. de physiologie. Mars-mai 1874.)

4. Briquet. *Loc. cit.*

crit sous le nom d'ataxie hystérique (Jaccoud[1], *des Paraplégies*).

Parfois il y a, non pas anesthésie, mais hypëresthesie des membres paralysés, et en même temps on observe l'hyperesthésie ovarienne avec ses irradiations habituelles, boule hystérique, douleurs thoraciques bien limitées, clavus hystericus, assez rarement étendues, comme les douleurs en ceintures des affections médullaires.

Il est à noter que presque jamais les gros cordons nerveux des membres paralysés ne sont le siége de douleurs de ce genre.

Briquet[2] regardait la contracture des membres paralysés comme un phénomène rare dans l'hystérie. C'est qu'en France, il y a peu de temps encore, on ne recherchait guère ce symptôme déjà signalé cependant par les auteurs anglais (Todd, Leacock, Skey). MM. Charcot et Bourneville[3] ont montré que les contractures sont loin d'être aussi rares que le croyait Briquet. Elles se montrent rarement avant la paralysie, ordinairement en même temps qu'elle, ou surviennent plus tard pour persister plus ou moins longtemps, quelquefois indéfiniment.

Dans les paralysies des quatre membres un seul côté peut être contracturé, du même côté, un membre peut être flasque et l'autre rigide. Nous trouvons un bel exemple de ces combinaisons de la paralysie et des contractures dans l'observation suivante empruntée à M. Bourneville[4] et commentée par M. Charcot dans ses leçons sur l'hystérie. Nous ne pouvons que résumer cette longue observation si intéressante à tant de points de vue.

1. Jaccoud. Des paraplégies. 1864.
2. Briquet, p. 250. *Loco citato*.
3. Bourneville. Contracture hystérique. — *Progrès médical*, du n° 16 au n° 38. Année 1875.
4. Bourneville (Épilepsie et hystérie).

Obs. VI (résumée).

La première attaque d'hystérie a eu lieu en 1855; de cette époque jusqu'en 1865, attaques de plus en plus fréquentes; en 1868, la malade est prise d'une hémiplégie gauche avec flaccidité, à la suite d'une attaque. Voici dans quelles circonstances :

« Les règles jusque-là régulières se dérangent, la malade a de temps en temps des vomissements de sang, son ventre est le siége d'un ballonnement considérable, avec douleurs vives à la pression de la région ovarienne gauche, douleurs d'un caractère spécial s'accompagnant d'irradiations vers l'épigastre, et que le malade reconnaissait comme précédant la plupart de ses attaques.

« Presqu'en même temps Etch.... est affectée d'une rétention d'urine persistante, qui nécessite habituellement le cathétérisme. Les choses en étaient là, lorsqu'en octobre 1868 survient une attaque très-intense, accompagnée de convulsions et suivie d'un état apoplectiforme, avec respiration stertoreuse. C'est alors que débute tout à coup l'hémiplégie. La malade est alors reçue dans le service de M. Lassègue. »

Admise en 1869, à la Salpêtrière, on constate :

1° Une hémiplégie gauche avec *flaccidité du membre supérieur, et contracture du membre inférieur.*

2° Une hémianesthésie, ischurie, etc.

En 1870, les choses à peu près dans le même état, si ce n'est qu'*une nouvelle attaque est suivie d'une contracture du membre supérieur gauche.*

Dans le mois de mai 1871, *une attaque donne lieu à une hémiplégie flasque du côte droit (à ce moment nous avons donc une paralysie des quatre membres).*

Au bout d'un mois, *la contracture remplace la flaccidité.* En avril, *nous avions donc une contracture aussi intense que possible des quatre membres*, etc., etc.

Dans sa première édition des leçons sur les maladies du système nerveux M. Charcot ajoute :

« Bien que la paralysie et la contracture datent de près de deux ans, la nutrition des muscles n'a pas souffert sensiblement. En redressant fortement la pointe des pieds, on détermine dans le membre inférieur contracturé une trépidation qui persiste quelquefois pendant longtemps. »

Enfin, dans la seconde édition, des leçons sur les maladies du système nerveux, nous retrouvons dans une note de M. Bourneville la fin de l'histoire si intéressante de cette malade.

A la date du 21 mai 1875, la situation d'Etch.... peut se résumer ainsi qu'il suit : Rétention d'urine, avec périodes d'ischurie, depuis neuf ans; contracture du membre inférieur droit; contracture des membres du côté gauche datant de six ans; contracture des mâchoires, nécessitant l'emploi de la sonde œsophagienne, et qui remontait à près d'une année; aphonie qui durait depuis dix mois. Le 22 mai, à sept heures un quart du soir, attaque marquée surtout par de l'oppression, une contracture des muscles du cou à gauche, lesquels portent le menton derrière l'épaule gauche. La made n'a pas perdu connaissance, elle croit qu'elle va mourir; elle crie, la contracture des mâchoires a disparu. Elle s'agite, on cherche à la contenir; avec son bras droit, redevenu libre, elle repousse ceux qui la tiennent. Elle veut aller à la fenêtre pour avoir de l'air; comme on s'y oppose, sa colère augmente et, sous cette influence, on voit cesser successivement la contracture de la jambe droite, puis celle de la jambe gauche, enfin celle du bras gauche.

On laisse Etch.... se lever; elle marche : *à huit heures la guérison était complète*, ou peu s'en faut. Dès le lendemain, la sécrétion urinaire était redevenue normale.

L'amblyopie, l'anesthésie n'ont disparu complétement qu'au bout de quelques jours, et la maladie n'a conservé, comme trace de sa contracture permanente, que quelques craquements dans les jointures, principalement celles du membre inférieur gauche. Finalement, les seules vestiges des anciens accidents sont aujourd'hui des craquements, d'ailleurs peu prononcés, se montrant dans les jointures des membres autrefois contracturés.

Après avoir décrit le tremblement hystérique, Briquet[1] insiste sur ce fait qu'au début des paralysies, il n'y a jamais de tressaillements dans les membres, ni de mouvements convulsifs comme dans les myélites. Cela est vrai, mais on peut cependant, comme l'a montré Charcot, en exagérant l'extension des pieds paralysés et contracturés, déterminer une trépidation particulière tout à fait analo-

1. Briquet. *Loc. cit.*

gue à l'épilepsie spinale provoquée que l'on observe dans les scléroses médullaires.

Parmi les autres paralysies qui accompagnent ordinairement la paralysie des quatre membres, nous devons signaler encore les troubles pelviens : tympanite, paralysie de la vessie, troubles menstruels, etc.

Les attaques convulsives ont paru à Chairou[1] devenir moins fréquentes chez les hystériques paralysées; il y aurait là d'après lui une sorte d'antagonisme.

Signalons maintenant quelques phénomènes rares qui, dans quelques cas, se sont montrés en même temps que la paralysie hystérique des quatre membres.

L'observation suivante relate un cas curieux de somnambulisme chez une hystérique paralysée pendant le jour.

Obs. VII (résumée). — Traité de l'hystérie de Landouzy, pages 112, 113, 114. Année 1846.

Mme X...., cinquante ans, imagination exaltée, réglée à quinze ans, mariée à dix-huit; mère de quatre enfants bien portants. Santé parfaite jusqu'à l'âge de trente-cinq ans, époque où elle éprouva de vifs chagrins et de grandes frayeurs; elle ressentit alors de la suffocation, de l'oppression, un sentiment de strangulation. Bientôt véritables accès, *précédés par un refroidissement notable des pieds*, suivis de syncopes légères se terminant par des envies d'uriner et de vomir. Ces accès étaient provoqués par la moindre émotion.

Mme X.. . perd son mari et ses enfants en moins de quinze jours. Un matin, à son réveil, elle se trouve paralysée *complétement des quatre membres*. Cet état durait tout le jour. Chaque nuit, vers onze heures, survenait le délire, la malade se levait, marchait. Cette espèce de *somnambulisme* durait jusqu'au matin, alors les *mouvements devenaient impossibles*.

L'intelligence était parfaite, la parole libre. La guérison fut graduelle et arriva au bout d'un an.

Faut-il avec Mesnet[2] considérer la léthargie comme une variété de paralysie hystérique ? Il nous semble que des

1. Chairou. Études cliniques sur l'hystérie. Paris, 1870.
2. Mesnet. Des paralysies hystériques. Thèse de Paris, 1852.

cas où la volonté paraît complétement abolie ne peuvent être assimilés aux paralysies vraies : là, l'acte de la volition se produit, mais l'impulsion n'est pas transmise aux muscles. Dans la léthargie rien ne prouve que le malade ait conservé son libre arbitre, qu'il ait encore le pouvoir de vouloir un mouvement. Nous dirons la même chose de la catalepsie qui, suivant Lasségue[1], est beaucoup plus fréquente qu'on ne croit chez les hystériques et qu'on réussit souvent à provoquer chez les malades calmes, somnolentes, demi-torpides, réagissant peu, plus promptes à pleurer qu'à s'irriter. La malade est hors d'état de mouvoir volontairement ses membres rigides, mais elle est plongée dans un sommeil profond, la volonté est abolie, et à son réveil elle reprend complétement l'usage de ses membres.

Ordinairement les paralysies hystériques apparaissent sans fièvre et ne s'acccompagnent pas de symptômes généraux autres que ceux qui dépendent de la chlorose. Cependant Lebreton[2] dit avoir observé dans quelques cas de paralysie nettement hystérique : de la céphalalgie, de la vre, de l'insomnie, des troubles digestifs,

Enfin Alphonso Rognoso et Grisolle (*Union médicale*, n° 3) ont signalé le diabète comme venant quelquefois compliquer la paralysie hystérique. Lebreton a analysé l'urine de plusieurs hystériques atteintes de troubles de la motilité et n'a jamais trouvé de sucre.

MARCHE, DURÉE, TERMINAISON.

Marche. Ce qui caractérise au premier chef la marche des paralysies hystériques en général, c'est la mobilité.

1. Lassègue. Des catalepsies partielles. *Archives de médecine*. Octobre 1865.
2. Lebreton. Des paralysies hystériques. Thèse, 1868.

Nous retrouvons ce caractère fort peu amoindri dans les paralysies hystériques des quatre membres.

Dans quelques cas on observe des akinésies hystériques des quatre membres à marche uniforme et lente.

C'est alors que l'on peut suivre des malheureuses femmes pendant des années sans remarquer la moindre amélioration. Cependant ces faits sont rares, et, le plus souvent, avec une durée aussi longue que celle que nous venons de signaler, il y a des variations dans le siége et dans le degré de la paralysie.

Durée. — Il est rare de rencontrer des paralysies hystériques fugitives des quatre membres.

Cependant, dans l'observation suivante, nous voyons des paralysies complètes ne durer que de cinq à quatorze jours; mais les chances d'une guérison aussi rapide diminuent avec le nombre des attaques de paralysie :

Obs. VIII. — W. Thorn. — Lancet, 1849, page 660. On a case of hysterical paralysis.

Mme W.... (Jeanne-Marie), de 43 ans, ayant 3 enfants, le plus âgé de 21 ans, le plus jeune d'environ 10 ans; chemisière; d'apparence lymphatique, de tempérament très-nerveux; sujette à de fréquents accès d'hystérie, accompagnés de la sensation de globe hystérique, me fit appeler le 2 juin 1848. Je la trouvai dans un état voisin du collapsus, respirant très-difficilement, comme dans un accès d'asthme; état qu'elle attribuait à l'annonce subite du décès d'une sœur de 38 ans, morte phthisique. Elle guérit en peu de jours, grâce au traitement : opium, apéritifs, sinapismes, et aux vésicatoires pansés avec de la poudre de sabine. Les règles reviennent le 23, sans rien de particulier à remarquer. J'appris que dans les 20 dernières années elle avait souffert d'un prolapsus utérin. L'utérus se montrait au dehors, sauf lorsqu'elle avait son pessaire, qu'elle portait depuis 7 ans.

Le 29 septembre 1848, Mme W.., éprouva sa *première attaque de paralysie*, qui débuta *brusquement et dura trois semaines.* Tous les *membres étaient paralysés*, ainsi *que la vessie.* Il y avait congestion cérébrale. Cette attaque se dissipa. Apparition d'une *deuxième attaque de paralysie le 25 novembre suivant*, laquelle dura 14 jours et céda Comme traitement général, je donnai du fer et du quinquina, et l'apparence de la maladie était très-améliorée quand survint la *troisième attaque, le* 19 *décembre*, qui dura environ 9 jours, et céda de nouveau à l'application de l'électricité sur la colonne vertébrale.

Mme W.... fut ensuite indemne de tout accident jusqu'au 27 janvier 1849, où se montra après une grande attaque (severy globus hystericus) une aphonie complète qui dura 3 semaines et disparut à la longue.

Bientôt après, violente attaque de céphalalgie, avec congestion céphalique guérie par une application de sangsues derrière les oreilles. Les règles ne furent jamais interrompues; elles étaient au contraire très-régulières.

De janvier en octobre 1849, Mme W.... se porta assez bien ; elle alla passer une semaine ou deux à la campagne à la fin de l'été.

Le 24 octobre, *elle fut paralysée de nouveau pendant* 8 *jours*. Comme le bras et la main gauche étaient restés sans mouvement deux jours de plus que les autres membres, ils furent guéris par un vésicatoire entre les deux épaules. Il y eut ce même mois (novembre) une *autre petite attaque de* 6 *jours* qui céda aussi. Cependant je continuai à faire prendre à Mme W.... du « muriat of iron » et des pilules purgatives ; elle était généralement constipée, plus peut-être par une sorte de paresse intestinale que par un trouble de la sécrétion biliaire. J'avais oublié de mentionner qu'*à chaque attaque la vessie avait été paralysée* et qu'il avait fallu sonder la malade. Soupçonnant que ces attaques de paralysie étaient dues à une forme particulière de l'hystérie, maladie si capricieuse et si protéiforme, je donnai en même temps un traitement laxatif, de l'huile de castoréum et de la térébenthine ; et dans une attaque il me sembla que la paralysie des membres et de la vessie cédait à ce traitement ; mais dans les deux dernières attaques ces deux remèdes demeurèrent inutiles.

Tel est le tableau imparfait de ce cas qui m'a paru tout à fait anormal. Aujourd'hui je ne trouve aucune fonction vitale altérée ; pas de toux, plus de sensation de globe utérin ; les mains ont une force et une adresse normales. Pas plus de faiblesse en un point qu'en un autre. La malade porte toujours son éponge. Enfin, à part une légère pâleur, qui disparaîtra rapidement par l'usage du fer, je considère Mme W... comme complétement guérie.

Dans la grande majorité des cas, la durée de la paralysie hystérique complète est longue. On peut même poser en règle qu'elle est la plus rebelle de toutes les akinésies de cette nature à tous les traitements.

D'après M. Lassègue[1], si elle date de plus de cinq ans, il y a erreur de diagnostic.

La durée de la paralysie, dans les diverses observations que nous citons, a été de trois mois à quatre années.

Celles qui sont accompagnées de troubles pelviens, présentent le plus souvent une persistance et une immobilité désespérante.

Une attaque convulsive peut aussi en augmenter le degré et la durée.

La chlorose est dans le même cas.

Enfin, la contracture est une des causes qui fait le plus varier la durée de la paralysie hystérique.

Quand on la voit s'ajouter à l'akinésie, on peut affirmer que cette affection sera longue. En effet, dans notre observation (N° VI), nous voyons des contractures apparaître sur les membres paralysés; la maladie dure quatre ans.

Dans l'observation XVI, les phénomènes se succèdent dans le même ordre. La paralysie dure un an, malgré l'habile traitement de M. Duchenne de Boulogne.

Dans l'observation XVII, des contractures succèdent encore à l'akinésie; la malade reste paralysée un an, et meurt dans cet état, enlevée par une phthisie pulmonaire.

Si ces lésions persistent plus de cinq années, on ne peut plus en prévoir le terme, la durée est indéterminée, car M. Charcot a signalé dans un cas semblable, une sclérose des cordons antéro-latéraux.

Terminaison. — Elle est brusque ou graduelle.

La terminaison brusque appartient entièrement à la paralysie hystérique. C'est dans la guérison spontanée de la maladie que l'on voit ce mode de terminaison.

1. Lassègue. Des catalepsies partielles, Archives de médecine. Oct. 1865.

La cause en est toute morale. La malade éprouve une émotion vive, une frayeur, une joie. Elle peut rencontrer cette émotion bienfaisante à Lourdes, à Paray-le-Monial, si sa foi est vive et profonde.

C'est en se basant sur ces faits de terminaison brusque, qne M. Noël Guéneau de Mussy a institué la méthode curative à laquelle il a donné le nom de traitement moral.

Ce traitement compte plusieurs succès, dont un exemple est relaté dans l'observation XI de notre thèse.

On peut citer aussi quelques cas de terminaison brusque après une violente attaque convulsive.

L'observation VII, tirée de Landouzy, nous montre l'influence du somnambulisme sur la paralysie hystérique.

A chaque attaque de somnambulisme, il y a terminaison brusque de la paralysie des quatre membres, mais l'akinésie reprend toujours brusquement ses droits, à la fin de chaque attaque.

Un autre mode de terminaison, rare et curieux, est cité dans notre observation personnelle.

A la grande stupéfaction de M. Rigal et des élèves présents, après un toucher utérin et un cathétérisme vésical, la contracture et l'anesthésie des membres inférieurs ont disparu brusquement, et la paralysie qui existait avec elles, s'est améliorée subitement. Depuis, la malade a marché à grands pas vers sa guérison. Ceci se passait le 29 avril; le 10 mai, elle sortait complétement guérie de l'hôpital.

La terminaison graduelle se produit ordinairement sous l'influence du traitement.

Cependant, quand l'état général hystérique s'améliore, quand les règles supprimées apparaissent, ou si elles existaient, deviennent régulières et normales, on voit peu à peu la paralysie diminuer.

Mais il faut toujours avoir présent à l'esprit ce fait, que l'expérience clinique a confirmé, que les akinésies hystériques sont, de tous les symptômes de cette maladie, celui qui a le plus de tendance à récidiver.

Comme exemple, je citerai l'observation VIII de notre travail, où nous voyons l'akinésie générale se reproduire six fois de suite à quelques jours d'intervalle.

PRONOSTIC.

Les paralysies des quatre membres sont plus graves que les autres paralysies hystériques.

Leur durée, en effet, est plus longue; elles existent toujours avec un état hystérique intense, et elles s'accompagnent souvent de contractures; dans ces circonstances il faudra avoir sans cesse présent à l'esprit le cas de sclérose des cordons antéro-latéraux à la suite de contractures hystériques cité par M. le professeur Charcot; et réserver d'autant plus son pronostic que la contracture existe depuis plus longtemps.

Il faudra tenir compte encore de diverses autres circonstances : Y a-t-il des troubles pelviens? Les règles sont-elles irrégulières? Y a-t-il des causes morales auxquelles le médecin ne peut rien? Existe-t-il un état de chlorose avancée, ou cette complication est-elle légère? A quel âge a paru l'hystérie et ses manifestations? Est-elle héréditaire? A-t-elle résisté au traitement? Est-elle compliquée d'arthritisme? Existe-t-elle avec des attaques hystériques convulsives? Toutes questions qu'il faut résoudre si l'on veut établir un bon pronostic.

D'après Onimus et Legros[1], la motilité n'arrive jamais qu'après la cessation des crises nerveuses.

La chlorose surtout est intéressante au point de vue du pronostic.

Nous savons que la chlorose entre en cause dans l'étiologie de la paralysie hystérique. Cette affection influera donc nécessairement sur la marche de l'akinésie.

Une chlorose avancée, qui a résisté à des traitements variés, est d'un mauvais pronostic.

Mais une chlorose légère, curable, à laquelle on pourra attribuer la paralysie et les symptômes hystériques, pourra, au contraire, dans une certaine mesure, faire espérer une bonne terminaison.

C'est l'opinion de M. Briquet[2], qui, dans son traité sur l'hystérie, dit : « La constitution lymphatique et l'état chloro-anémique sont des conditions qui peuvent laisser espérer la guérison. »

Et il cite plusieurs observations à l'appui de son dire.

Deux autres questions importantes pour le pronostic sont les suivantes :

La paralysie existe-t-elle chez une malade dont les parents ont été épileptiques ou hystériques?

A quel âge les phénomènes hystériques ont-ils commencé?

Le pronostic de la paralysie est mauvais, en effet, si la malade a des antécédents d'hérédité, et si les premiers phénomènes ont paru dans l'enfance.

Dans ce cas l'akinésie sera de longue durée, et sujette aux récidives.

Le pronostic sera meilleur si les premiers phénomènes hystériques se sont produits passé l'âge de vingt-cinq à

1. Onimus et Legros. *Loc. cit.*
2. Briquet. *Loc. cit.*

trente ans. La maladie est alors souvent accidentelle. La paralysie sera probablement de moindre durée, et l'on pourra espérer sa guérison définitive.

Si l'akinésie des quatre membres existe avec une paralysie de l'œsophage et du diaphragme, le pronostic est plus grave, mais sans devenir désespéré; car jamais les muscles du thorax et du cou ne sont paralysés, et la respiration est toujours conservée.

Mais il ne faut jamais oublier que la guérison peut se produire brusquement, et on est toujours en droit de l'espérer.

Il faut savoir aussi que la nutrition des muscles paralysés, n'est jamais entravée et qu'il n'y a pas de forme bulbaire de la paralysie hystérique.

Le médecin doit donc prévoir la longueur de la maladie, mais ne jamais craindre la terminaison funeste dans la paralysie hystérique des quatre membres, du moins par e fait même de cette paralysie.

Citons en terminant, et à titre de curiosité, l'éternument qu'Hippocrate[1] classe dans les phénomènes qui doivent faire espérer un bon pronostic, mais seulement quand il se produit dans le cours d'une attaque.

DIAGNOSTIC.

Le diagnostic des paralysies hystériques des quatre membres repose sur trois ordres de considérations :

1° Sur la constitution hystérique de la malade et de ses antécédents (Hysterical diathesis);

2° Sur les caractères mêmes de la paralysie; et nous nous sommes assez longuement étendu sur ce point pour qu'il

1. Hippocrate. OEuvres complètes. Traduction Littré, 1832.

suffise ici de rappeler rapidement les plus caractéristiques : début souvent brusque; akinésie plus ou moins complète sans paralysie de la face, de la langue ni des muscles respirateurs; hémianesthésie et troubles pelviens concomitants; conservation de la nutrition des muscles et de la contractilité électro-musculaire, souvent contracturés; enfin disparition brusque après une durée de quelques heures à trois ou quatre ans;

3° Sur l'absence de signes de lésions des centres nerveux, cerveau et moelle. Malgré cela, il est encore souvent possible de confondre les paralysies hystériques des quatre membres, avec celles qui peuvent résulter, soit d'une lésion cérébrale, soit d'une lésion médullaire, ou avec ces paralysies quelquefois appelées essentielles que l'on ne peut rattacher à aucune lésion connue et qui se montrent à la suite de certaines maladies aiguës, dans la diphthérie, dans l'alcoolisme, dans l'intoxication saturnine, etc.

DIAGNOSTIC DIFFÉRENTIEL AVEC LES PARALYSIES D'ORIGINE CÉRÉBRALE.

Lésions en foyers. — Hémorrhagies. — Ramollissement. — Tumeurs. — Les paralysies des quatre membres sont rares à la suite de lésions en foyers, la forme hémiplégique étant caractéristique des lésions cérébrales. On ne les observe guère que chez les sujets déjà hémiplégiques et chez lesquels une deuxième lésion est venue compléter la paralysie ou bien dans les cas où une lésion se serait produite dans la protubérance sans amener immédiatement la mort. Enfin Larrey cite un fait de paralysie des quatre membres résultant d'une lésion du cervelet[1].

1. Larrey, cité par Andral. Clinique médicale de Paris, 1834.

Dans ces différents cas on aura ordinairement affaire à une femme âgée atteinte d'une lésion du cœur, d'athérome artériel, ou ayant dans sa famille des antécédents cérébraux. Alors même que ce serait une femme jeune, en pleine période d'activité sexuelle, les caractères de la paralysie dénonceraient son origine cérébrale. Les mouvements réflexes diminués ou nuls dans l'hystérie seraient ici exagérés; la sensibilité électro-musculaire abolie dans l'hystérie serait intacte; enfin bien rarement on trouve dans ces cas une anesthésie aussi complète que dans l'hystérie. La valeur diagnostique de l'hémianesthésie est telle que pour Briquet[1] sa coïncidence avec une paralysie suffirait pour en établir la nature hystérique. Il rappelle ce cas qui est loin d'être rare en pratique où une femme, à la suite d'une émotion morale vive, serait tombée rapidement dans un coma plus ou moins profond, précédé ou non de convulsions (forme comateuse de l'hystérie) et chez laquelle on aurait observé au réveil une paralysie plus ou moins complète. En pareille occurrence, l'hémianesthésie devrait faire repousser l'idée d'une lésion matérielle de l'encéphale. Aujourd'hui nous savons par les travaux de Türck, Charcot, Veyssière, que les lésions matérielles du pied de la couronne rayonnante de Reil peuvent donner lieu à une hémianesthésie complète, en tout semblable à celle de l'hystérie. Mais cette localisation des lésions matérielles étant assez rare, la proposition de Briquet n'en reste pas moins vraie pour la grande majorité des cas.

C'est surtout pendant le coma apoplectique, alors que tous les membres sont en résolution, que l'erreur pourra être commise. Une femme jeune tombe sans connaissance; si on assiste au début de l'attaque, si l'on voit se produire

1. *Loc cit.*

les convulsions alternativement toniques et cloniques à large amplitude, avec translation de tout le corps, on n'hésitera guère à reconnaître l'hystérie, les mouvements épileptiformes qui se montrent quelquefois dans l'apoplexie cérébrale n'ayant pas en général cette ampleur, ni cette intensité. Mais si l'on n'arrive près de la malade que dans la période comateuse qui suit la période convulsive, c'est sur d'autres caractères qu'il faudra fonder le diagnostic. D'après Mesnet[1], « l'hystérique ne présente jamais un symptôme que Rochoux regarde comme essentiel : la stupeur. Ce signe caractéristique qui est empreint sur la face apoplectique ne s'observe jamais dans l'hystérie. Dans celle-ci au contraire la perte de connaissance offre l'image d'un sommeil paisible, l'expression de la face est extatique, quelquefois à demi voluptueuse ou du moins éloigne toute idée de souffrance.

Le pouls calme et normal dans l'hystérie est altéré dans son rhythme dans l'apoplexie vraie, où on le voit suivre, d'une façon moins accusée il est vrai, les oscillations de la température.

Enfin, si l'on a pu appliquer le thermomètre dès le début, on tirera de ses indications des renseignements précieux pour le diagnostic, grâce aux travaux de MM. Charcot et Bourneville. Dans l'hystérie la température reste normale ou subit une très-légère ascension.

Dans l'hémorrhagie cérébrale elle baisse d'abord jusqu'à 36° et même 35°, puis remonte jusqu'à près de 40° pour revenir graduellement à l'état normal dans une troisième période, ou pour monter encore si la terminaison doit être fatale.

Dans le ramollissement cérébral, la marche de la tem-

1. Mesnet. Des paralysies hystériques. Thèse. Paris, 1852.

pérature est la même, mais avec des oscillations beaucoup moins accusées.

Attaques congestives. — Cette marche de la température facilitera du reste aussi le diagnostic des paralysies hystériques de celles qui se montrent après d'autres affections à attaques congestives.

Dans les attaques urémiques on voit la température baisser dès le début et sans interruption jusqu'à la terminaison fatale; dans l'éclampsie puerpérale au contraire la température s'élève dès le début et se maintient très-élevée pendant toute la durée des convulsions, dépassant 41° et même 42°, si l'issue doit être mortelle.

Enfin dans l'attaque épileptique la température monte, moins il est vrai que dans l'éclampsie, mais toujours plus haut que dans une attaque hystérique. Le cri du début, le peu d'amplitude des mouvements convulsifs, la constance d'une période tonique avant la période clonique, les morsures de la langue, etc., la caractérisent d'autre part suffisamment. Du reste la paralysie ne suit presque jamais les attaques d'épilepsie pure.

Méningites. — Les petits foyers de ramollissement et d'apoplexie capillaire qui déterminent les méningites au niveau du corps opto-strié, des pédoncules cérébraux et des circonvolutions frontales et pariétales ascendantes produisent quelquefois des paralysies disséminées dans les quatre membres. En aucun cas on ne confondra une méningite aiguë avec l'hystérie; mais la méningite tuberculeuse lorsqu'elle se montre chez les adultes a souvent un début assez torpide, une marche assez irrégulière pour qu'il soit possible chez une jeune femme d'apparence anémique, nerveuse, d'attribuer les paralysies observées à l'hystérie. Tood[1] raconte que cette erreur fut commise chez une jeune hystérique de dix-neuf ans, à l'autopsie de laquelle on trouva plus tard de petites masses tuberculeuses dans l'hémisphère gauche et sur les circonvolutions.

Il faudra donc rechercher avec soin les signes classiques de la méningite : vomissements, constipation, céphalalgie etc. Voici du reste les principaux caractères que Rendu[2] assigne à ces paralysies qui frappent très-rarement les quatre membres :

« Les paralysies permanentes complètes ou incomplètes (ces dernières sont les plus communes) surviennent tantôt à la suite de petites secousses convulsives en général peu intenses, tantôt graduellement au milieu d'un coma progressif. Elles siégent de préférence sur l'un des côtés du corps, peuvent être générales ou partielles, *envahir à la fois les membres et plusieurs nerfs crâniens*. Il existe des relations fréquentes de *succession et de coïncidence* entre ces *paralysies* et d'autres *troubles de la motilité*, tels que *convulsions et contractures*. Presque toujours la sensibilité est simultanément atteinte, rarement sous forme d'*hyperesthésie*, ordinairement sous forme d'*anesthésie*. Mais les altérations de la sensibilité ne correspondent pas exactement à celles du mouvement, et *la sensibilité réflexe est très-peu modifiée*.

Paralysie générale progressive. — La paralysie générale atteint rarement les jeunes femmes ; cependant ce cas pourrait se présenter et l'on pourrait alors attribuer à l'hystérie l'affaiblissement général de la malade. Mais cet affaiblissement ne survient jamais brusquement il est pré-

1. Tood. Clinicales lectures or paralysis. London, 1856.
2. Rendu. Recherches sur les paralysies liées à la méningite tuberculeuse. Thèse de 1873.

cédé du délire ambitieux, de perte de la mémoire, d'embarras de la parole.

L'affaiblissement atteint primitivement toutes les parties du corps d'une manière à peine sensible, sans qu'on puisse dire exactement où il a commencé; c'est plutôt une déchéance de la volonté qu'une véritable akinésie. « Les mêmes hommes qui marchent en titubant, dont les mains tremblotent quand ils les étendent, sont capables des pires violences sous l'influence d'une poussée de volonté[1]. (Lassègue.) L'affaiblissement augmente progressivement, fatalement; les rémissions sont rares et coïncident avec de violents accès de manie. Les muscles s'atrophient; enfin surviennent le tremblement musculaire, l'incontinence d'urine et des matières fécales, l'abolition complète de l'intelligence, qui ne laissent plus aucun doute sur le diagnostic.

DIAGNOSTIC DIFFERENTIEL AVEC LES PARALYSIES DES QUATRE MEMBRES LIÉES A DES LÉSIONS DE LA MOELLE.

La physiologie nous apprend que, pour qu'une lésion médullaire détermine une paralysie des quatre membres, il faut, premièrement, qu'elle siége ou s'étende jusqu'à la partie cervicale de la moelle; deuxièmement, qu'elle frappe isolément ou non le système spinal antérieur.

Les lésions aiguës en foyer respectent rarement cette délimitation anatomique; mais elle est souvent respectée par les scléroses, affections à marche lente, progressive et systématique; sauf dans la sclérose en plaques.

Il en résulte que dans les lésions du premier groupe qui frappent tout un segment de la moelle sur une étendue plus ou moins grande, on observera, en même temps que la paralysie des quatre membres, nombre d'autres symptômes médullaires propres aux lésions matérielles de cet organe.

Tandis que dans les affections chroniques, dans les myélites parenchymateuses et dans les scléroses fasciculées, la symptomatologie médullaire peut être en quelque sorte dissociée; un symptôme unique, l'akinésie par exemple, peut se présenter au début et rester longtemps isolé. C'est alors que le diagnostic sera difficile, et que si la malade est une jeune femme, on pourra hésiter à rapporter l'akinésie à l'hystérie ou à une lésion organique de la moelle. Mais dans le premier cas, d'autres symptômes viennent, au bout d'un certain temps, compléter le tableau et lever les doutes. L'hystérie avec ses manifestations si nombreuses, semble bien, au premier abord, s'approprier presque toute la symptomatologie médullaire; mais en analysant avec plus de soin, on trouve facilement des caractères propres aux lésions organiques, et que l'on n'observe jamais ni dans l'hystérie, ni dans aucune des affections susceptibles de déterminer des troubles moteurs sans lésions des centres nerveux.

Tels sont : l'*épilepsie spinale spontanée*, l'*abolition complète des mouvements réflexes* dans les *parties correspondant à un segment de la moelle entièrement détruit;* ou au contraire l'*exagération des mouvements réflexes*, quand une lésion *bien circonscrite* soustrait toute la partie inférieure de la moelle à l'influence cérébrale; la *production des mouvements associés passifs* (tressaillements des membres, accompagnant la toux et l'éternument); l'*altération proportionnelle et parallèle de la mobilité et de la sensibilité;* les troubles de la sensibilité à manifestations excentriques : sensation de fourmillement, de piqûre, de froid, de chaleur dans les membres; *douleurs en ceinture*, non *exagérée par la pression*, *douleurs fulgurantes;* les *sensations associées* (douleur dans un membre quand on touche l'autre); l'*anesthésie douloureuse*, l'*incontinence d'urine*, l'*alcalinité et la purulence des urines*, l'*abolition* rapide ou graduelle de la *contractilité électro-musculaire*, et enfin, les *troubles trophiques;* atrophie des muscles, eschares, etc.

En même temps que ces lignes caractéristiques d'une lésion matérielle, la paralysie des quatre membres étant liée à une lésion de la moelle cervicale s'accompagnera, soit immédiatement, soit à la longue, *d'une douleur au niveau des premières vertèbres dorsales*, *de troubles de la parole et de la déglutition*, *de ralentissement ou d'irrégularités du cœur*. Si l'affection s'étend jusqu'au pont, elle *produit des troubles visuels :* strabisme, diplopie, amblyopie ou amaurose, des troubles plus ou moins profonds de la phonation, une *paralysie des muscles de la face*, *des névralgies du trijumeau*, etc.

Enfin si le bulbe est atteint, la *dyspnée est violente*, la mort est rapide, soit brusque si le centre respiratoire est affecté, soit plus lente si le centre n'est pas atteint, mais seulement les fibres conductrices qui en émanent. Rien de tout cela ne s'observe dans les paralysies hystériques. Nous devons cependant la distinguer avec plus de soin de quelques affections de la moelle qui par leur physionomie clinique pourraient prêter à l'erreur.

Avec les lésions traumatiques. — Une paralysie des quatre membres débutant brusquement chez une hystérique à la suite d'une chute, d'un accident de chemin de fer, pourrait faire songer à une lésion brutale de la moelle cervicale, hématomyélie, hématorachie, ramollissement aigu, compression brusque. On cherchera s'il n'existe aucune déviation vertébrale, aucune saillie du côté du pharynx, et si le squelette n'est pas le siége d'une douleur bien fixe ; en un mot, s'il n'y a pas fracture ni luxation.

Alors même qu'on n'aurait rien trouvé dans ce sens, on serait en droit de conclure à l'existence d'une lésion traumatique de la moelle, si l'on constatait cet ensemble caractéristique de symptômes médullaires sur lequel nous ne reviendrons pas, et surtout des troubles respiratoires et bulbaires.

Myélite ascendante aiguë. — Cette affection, qui se développe souvent sous l'influence du froid, se distingue par sa marche, rapidement, mais régulièrement ascendante. L'akinésie envahit d'abord les membres inférieurs, puis ceux du tronc, et enfin ceux du bras ; elle est ordinairement précédée de fourmillements et d'engourdissement dans les membres, de douleur le long de la colonne vertébrale ; elle est rarement accompagnée de troubles digestifs ou pelviens ; la sensibilité électro-cutanée est en grande partie conservée, tandis que la contractilité et la sensibilité électro-musculaire sont diminuées, sinon abolies ; il n'y a jamais anesthésie des muscles ni des os, comme dans l'hystérie, le sujet a conscience que sa peau est insensible ; dans l'hystérie, la malade ignore son anesthésie. Si la mort ne survient pas en 8 ou 10 jours, les muscles s'atrophient, quelquefois il y a guérison, mais la marche, rétrograde, est lente, régulière, jamais brusque comme dans l'hystérie.

Enfin, au début, il y a des symptômes généraux, une fièvre souvent assez vive que l'on n'observe jamais au début des paralysies hystériques.

Compression lente. — Une tumeur syphilitique, un mal de Pott survenu lentement chez une jeune femme d'aspect anémique, et n'ayant encore déterminé ni abcès, ni déviation rachidienne, pourraient déterminer une paralysie des quatre membres imputable au premier abord à l'hystérie. Mais outre les antécédents, dans le premier cas, outre la douleur rachidienne et la raideur du cou, dans le deuxième, on ne tarderait pas à voir survenir tous les troubles de la compression lente de la moelle, névrite, douleurs, troubles trophiques, anesthésie douloureuse, fourmillements, picotements, sensation de froid et de chaud dans les membres se montrant peu après ou même avant l'akinésie. Dans la plupart des cas de compression lente, il n'y a d'abord que paresie, et ce n'est que plus tard, après l'établissement de tous les autres symptômes, que, rapidement, les troubles moteurs deviennent prédominants. De plus, ces compressions de la région dorso-cervicale produisent assez souvent, d'après Charcot[1], de la toux, de la dyspnée (quelquefois même avant la paralysie) des troubles gastriques analogues aux crises gastriques de l'ataxie, la gêne de la déglutition, le hoquet, le ralentissement du pouls, la dilatation de la pupille. La confusion ne pourra donc être de longue durée.

Paralysie générale spinale. — Par suite de la détermination des lésions dans les cordons antéro-latéraux, cette affection détermine des paralysies périphériques dont la distribution irrégulière et la marche capricieuse, à longues rémissions, pourraient prêter à l'erreur. Mais ces paralysies se compliquent rapidement de perte de la contractilité électrique et d'atrophie musculaire, au contraire des akinésies hystériques.

Sclérose antéro-latérale. — La marche régulière progressive de cette maladie rend déjà moins facile la confusion avec une paralysie hystérique. L'akinesie n'envahit jamais d'emblée les quatre membres, elle frappe d'abord

1. Charcot. Mouvement médical. 1873.

soit les membres supérieurs, soit les inférieurs. Elle s'accompagne de contractions fibrillaires, d'atrophie musculaire, de rigidité spasmodique, de contractures, et produit des déformations permanentes.

Sclérose en plaques. — La sclérose en plaques débute quelquefois par une parésie des membres, mais bientôt les symptômes céphaliques : vertige, diplopie, amblyopie, nystagmus, embarras de la parole, et enfin, le tremblement caractéristique, viennent rendre le diagnostic indiscutable.

Ataxie locomotrice. — Il faudrait avoir une grande inattention pour confondre cette affection avec une paralysie hystérique. Celle-ci s'accompagne bien, il est vrai, d'une sorte d'ataxie, ou plutôt d'une impuissance particulière dans l'obscurité ; mais cette impuissance qui n'est due qu'à l'anesthésie musculaire, disparaît dès que la malade ouvre les yeux ; et si des mouvements sont encore possibles, ils sont parfaitement coordonnés, bien qu'affaiblis. Les hystériques paralysées traînent bien la jambe, mais elles ne la portent pas en avant avec ce mouvement de projection brusque, si caractéristique de l'ataxie ; le pied ne retombe pas brusquement à plat sur le sol. Enfin les autres symptômes de l'ataxie, douleurs fulgurantes, crises gastriques, amaurose, etc., manquent chez les hystériques.

Atrophie musculaire progressive. — Il est à peine nécessaire de comparer l'atrophie progressive à la paralysie hystérique. L'aspect des membres indiquera immédiatement la cause de l'impuissance motrice.

3° DIAGNOSTIC DIFFÉRENTIEL AVEC DES PARALYSIES SANS LÉSIONS ORGANIQUES.

Si on n'observe pas souvent la paralysie des quatre membres, un grand nombre d'états morbides pourraient cependant la produire, et lorsque l'observateur a écarté l'idée de toute lésion cérébrale ou médullaire, il doit encore, avant de se prononcer sur la nature de l'akinésie, parcourir par la pensée une longue liste d'affections susceptibles de déterminer des paralysies, affections que nous allons énumérer sous forme de tableau, nous réservant de revenir, avec quelques détails, sur le diagnostic de celles qui amènent le plus souvent la perte du mouvement dans les quatre membres, et qui pourraient être confondues avec l'hystérie.

Nous classerons ces affections dans l'ordre pathogénique adopté par M. Jaccoud, dans son livre des paraplegies.

PARALYSIES DES QUATRE MEMBRES.

1° Paralysies ischémiques. —	Embolies des artères spinales.	
2° Paralysies dyscrasiques . . .	Hémorrhagies abondantes,	
	Oligocythémie.	
3° Paralysies toxiques.......	Poisons minéraux..	Plomb.
		Mercure.
		Arsenic.
		Phosphore.
		Oxyde de carbone.
		Sulfure de carbone.
	Poisons végétaux . .	Alcool.
		Tabac.
		Camphre.
		Copahu.
		Champignons.
		Ergot de seigle.
		Lathyrus sativus.
	Poisons animaux...	Venin des reptiles.

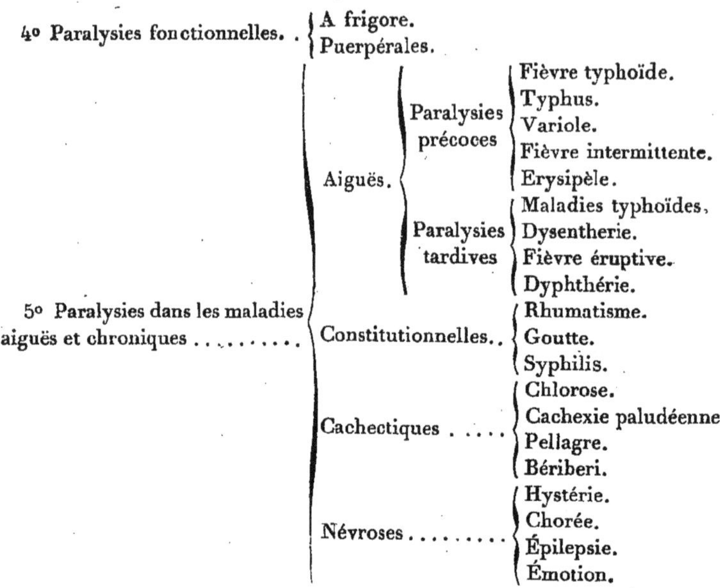

- 4° Paralysies fonctionnelles. .
  - A frigore.
  - Puerpérales.
- 5° Paralysies dans les maladies aiguës et chroniques . . . .
  - Aiguës.
    - Paralysies précoces
      - Fièvre typhoïde.
      - Typhus.
      - Variole.
      - Fièvre intermittente.
      - Erysipèle.
    - Paralysies tardives
      - Maladies typhoïdes,
      - Dysentherie.
      - Fièvre éruptive.
      - Dyphthérie.
  - Constitutionnelles. .
    - Rhumatisme.
    - Goutte.
    - Syphilis.
  - Cachectiques . . . . .
    - Chlorose.
    - Cachexie paludéenne.
    - Pellagre.
    - Bériberi.
  - Névroses . . . .
    - Hystérie.
    - Chorée.
    - Épilepsie.
    - Émotion.

Paralysies saturnines. — Duchenne, de Boulogne, cite plusieurs cas de paralysie saturnine des quatre membres; nous en avons trouvé quelques-unes dans les auteurs, entre autres dans les cliniques de M. Bouillaud et dans les recherches cliniques de M. Manouvriez, sur l'intoxication saturnine locale et directe par absorption cutanée. M. J. Renaud, dans son travail sur l'intoxication saturnine chronique, parle aussi de quelques faits semblables.

Quand une femme jeune est atteinte de paralysie des quatre membres, on comprend que l'on peut, dans certains cas, hésiter sur la nature de la paralysie et penser à la paralysie de cause hystérique.

En effet, dans les deux cas il y a de *l'hyperesthésie* (rachialgie, céphalalgie, arthralgie mobiles, etc.), de *l'anesthésie* (tantôt limitée à la peau, ou, comme le fait remarquer M. J. Renaut, ayant envahi les muscles et les os), *des contractures, du tremblement, de l'anémie, des troubles gastriques*, etc.... De plus, la paralysie saturnine n'est pas *toujours secondaire*, elle peut *exister seule* comme symptôme de l'intoxication ; *le liséré saturnin peut même manquer*. La connaissance de la profession de la malade peut être d'un grand secours dans la question du diagnostic :

Les polisseuses de caractères d'imprimerie ;
Les ouvrières en dentelles ;
Les tisseuses de coton ;
Les dévideuses de laine colorée en orange ;
Les couturières qui travaillent la soie ;
Les cardeuses de crin,
Sont exposées à l'intoxication saturnine.

Il faut encore rechercher dans l'alimentation, boissons et aliments solides, dans l'usage de médicaments externes (eau de Goulard sur une brûlure, bandelette de diachylon gommé), dans l'absorption de médicaments internes, dns l'usage des fards, des eaux de Cologne falsifiées, des causes nouvelles de paralysies saturnines.

L'akinésie saturnine des quatre membres a une marche progressive et lente. Elle envahit les muscles de haut en bas, frappant d'abord ceux de l'épaule, puis ceux des bras auxquels succèdent les muscles de l'avant-bras et de la main. La paralysie suit la même marche pour le membre inférieur.

Elle ne frappe presque jamais un membre tout entier, mais jamais aussi, dans l'akinésie saturnine, tous les muscles ne sont paralysés au même degré. C'est une observation de la plus grande importance pour le diagnostic.

Certains muscles, toujours les mêmes, perdent leur contractilité électro-musculaire. Ce sont pour les membres supérieurs et inférieurs les extenseurs, pour les épaules le deltoïde. D'autres conservent leur contractilité électro-musculaire et ne sont jamais atteints de parésie; la dernière catégorie, enfin, est toujours respectée et conserve ses propriétés sensitives et motrices. Ce sont le *long supinateur et l'anconé*. Duchenne de Boulogne[1] insiste beaucoup sur ce caractère de la paralysie saturnine; il est pathognomonique. Pour reconnaître que le long supinateur n'est pas paralysé, il faut faire fléchir l'avant-bras sur le bras, et l'on sent alors en touchant le supinateur une corde dure qui est constituée par le muscle contracté.

Les muscles qui ont perdu leur contractilité électro-musculaire sont les plus longs à guérir. Ils sont atteints les premiers et ne retrouvent leurs propriétés que les derniers, et même lorsqu'ils ont recouvert leur contraction volontaire, ils n'ont pas encore recouvré leur contractilité électro-musculaire.

Les extenseurs, surtout, souffrent dans leur nutrition; aussi ont-ils de la tendance à l'atrophie.

Outre ces caractères spéciaux de l'akinésie, qui déjà, s'ils sont bien constatés, éloignent de l'idée d'en chercher la cause dans l'hystérie, nous trouvons encore certains symptômes concomitants qui ont une grande valeur diagnostique.

Nous pouvons constater de l'anesthésie qui succède ou coïncide avec la paralysie; mais cette anesthésie ne se distribue pas comme l'akinésie, elle n'atteint jamais les quatre membres, elle est toujours partielle. Elle existe souvent au niveau des muscles qui ont perdu leur contractilité électro-musculaire. Cependant, elle respecte toujours l'épigastre; on peut la faire cesser presque instantanément. M. Gubler a atteint toujours ce résultat en touchant légèrement la peau; Albert Robin l'a fait disparaître en donnant le Jaborandi.

1. De l'électrisation localisée.

Comme l'anesthésie hystérique, elle peut atteindre les os et les muscles; mais que d'autres caractères différents pour la faire distinguer de l'anesthésie de cette nature !

Nous trouvons aussi dans l'akinésie saturnine de l'hyperesthésie sous forme de rachialgie, de douleur en ceinture, d'arthralgie. Comme dans l'hysterie, ces douleurs sont variables et mobiles, mais il n'y a jamais d'ovaralgie, de boule, etc. Elles sont accompagnées de crampes amenant une rigidité tétanique des muscles.

Les contractures qui accompagnent les paralysies saturnines ne sont jamais générales, ni même ne prennent tout un membre à la fois. Elles attaquent quelques muscles isolés ; il ne faut cependant pas oublier de signaler les contractures des muscles de l'abdomen, qui sont un phénomène a peu près constant de l'akinésie saturnine.

Nous avons dit plus haut que certains muscles étaient frappés plus fortement que d'autres par la paralysie, qu'ils ne retrouvaient pas tous à la même époque leurs fonctions normales. De là résultent des rétractions musculaires et, par suite, des déformations. Pour citer un exemple, on trouve assez souvent, dans les paralysies saturnines, la main en griffe.

Ces akinésies s'accompagnent encore de tremblement qui affecte les mains les premières, et atteint rarement la tête. Il manque le matin et va en augmentant d'intensité jusqu'au soir. Ce tremblement précède, pour la plupart des auteurs, les paralysies.

Il me reste encore à noter certains faits intéressants qui, quand ils existent, rendront plus difficile toute confusion entre les causes de ces deux paralysies.

Je citerai d'abord la tumeur dorsale de la main, *satellite de la paralysie*, comme la désignent encore les auteurs. Sans entrer dans des détails sur cette tumeur, nous dirons que c'est un gonflement indolent, incolore, donnant la sensation de l'épaississement des tendons des extenseurs, pouvant varier de volume dans la même journée. Elle apparaît peu après la paralysie saturnine, mais parallèlement avec elle, pour disparaître quand les mouvements reviennent.

Elle n'existe que sur le trajet des muscles qui ont perdu leur contractilité électro-musculaire. Aussi la voit-on surtout sur le trajet des extenseurs de la main et des doigts.

Elle n'existe jamais dans la paralysie hystérique, puisque les muscles ont conservé leur contractilité électro-musculaire.

Le cœur et le pouls, dans la paralysie hystérique, sont mobiles comme la maladie ; on ne trouve guère à l'auscultation que des bruits anémiques. Il n'en est pas de même dans la paralysie saturnine des quatre membres.

Elle s'accompagne de modifications dans les bruits du cœur et dans le rhythme des battements qui sont toujours les mêmes. Il y a des lésions saturnines du cœur.

Au début, l'auscultation ne nous donne que des bruits vasculaires, comme dans la chlorose. Mais plus tard, au moment où apparaissent les paralysies, qui ne sont qu'un symptôme de l'intoxication saturnine chronique, *les battements, d'après M. le professeur Potain, se dédoublent, deviennent rudes et enfin soufflants*. Les signes sthétoscopiques les plus appréciables sont donnés par les sigmoïdes aortiques.

Durozier a signalé dans les crurales un double bruit de souffle intermittent.

Le tracé sphygmographique des saturnins a des caractères qui sont bien à lui. La pulsation est tricote et même polycrote ; la ligne de descente est finement tremblée.

On constate assez souvent des irrégularités dans le rhythme du cœur.

Dans la paralysie hystérique, la peau est toujours indemne ; dans l'akinésie saturnine, elle est souvent le siége de gangrène (Tanquerel).

L'albumine peut exister en même temps que la paralysie et peut être une terminaison de la maladie. Enfin l'aspect des deux malades diffère complétement. Nous connaissons la paralytique hystérique ; voici le portrait de la paralytique saturnine. Il suffira pour lever tous les doutes sur le diagnostic, s'il en existe encore.

Elle est amaigrie, sa face est d'une pâleur jaunâtre et sale ; cette pâleur est fixe, immobile ; aucune émotion, si forte qu'elle soit, ne peut la modifier.

Paralysies des quatre membres dans l'intoxication par le sulfure de carbone. — Cette akinésie se rencontre surtout chez les ouvrières qui préparent le caoutchouc. La fréquence de la paralysie des quatre membres, à la suite de cette intoxication, nous autorise à en donner les principaux caractères.

En effet, survingt-quatre observations citées dans le mémoire de M. Delpech[1] lu à l'Académie de médecine dans sa séance du 5 novembre 1851, on trouve deux fois la paralysie des membres inférieurs, trois fois celle des membres supérieurs, huit fois l'absence de paralysie, dix fois celle des quatre membres, et, enfin, il est question d'une hémiplégie.

C'est dans la deuxième période de l'intoxication par le sulfure de carbone que l'on rencontre les paralysies que nous étudions. Elles débutent progressivement par une faiblesse qui peut aller jusqu'à la paralysie complète.

1. Recherches sur l'intoxication spéciale que détermine le sulfure de carbone.

Elle est d'abord passagère et mobile, et commence par les mains, puis gagne peu à peu les avant-bras et les bras. Enfin elle existe d'une façon continue.

Les membres inférieurs sont atteints en second lieu et de la même manière.

Outre la profession, qui nous met déjà sur la voie, nous trouvons encore cette marche toujours identique de la paralysie qui nous empêchera de commettre toute erreur. Un autre caractère d'une valeur considérable vient encore augmenter ces premières différences :

Il n'y a jamais *anesthésie de la peau* dans les paralysies symptomatiques de l'intoxication par le sulfure de carbone.

On n'a également jamais noté de tremblement.

DIAGNOSTIC DIFFÉRENTIEL ENTRE LA PARALYSIE HYSTÉRIQUE DES QUATRE MEMBRES ET LA PARALYSIE DIPHTHÉRITIQUE COMPLÈTE.

Nous allons aborder le diagnostic de paralysies des quatre membres succédant à des maladies aiguës, et spécialement de celles qui sont consécutives à la diphthérie. Ce diagnostic est important, car, comme nous l'avons déjà fait remarquer, si la diphthérie et les affections aiguës sont la cause de la paralysie, elles peuvent aussi réveiller la diathèse hystérique, qui, elle aussi, s'accompagne d'akinésie.

Les deux genres de paralysie peuvent se succéder, ou même coexister chez le même sujet, et alors il est quelquefois difficile de reconnaître ce qui appartient à la diphthérie et à l'hystérie. C'est en vue de ces cas complexes que nous avons cru utile de rapprocher la symptomatologie de ces deux espèces d'akinésie des quatre membres.

Ce qui frappe au premier abord le médecin appelé à faire le diagnostic, c'est l'aspect si différent qui existe dans la plupart des cas entre la paralytique hystérique et la paralytique diphthéritique.

L'une est pâle, terreuse, ses traits sont mornes, ils n'expriment que l'ennui, la tristesse et le découragement. Elle est indifférente à ce qui se passe autour d'elle. S'il y a paralysie faciale, et c'est assez fréquent, les lèvres, augmentées de volume, pendent et laissent la salive s'écouler au dehors. La langue tremble, la voix est nasonnée, la parole difficile. Les muscles du cou sont quelquefois paralysés, alors la malade ne peut soutenir sa tête.

Le pouls est faible, petit, et, d'après Maingault, il peut descendre à cinquante pulsations chez l'adulte.

Quel contraste avec la paralytique hystérique; son corps est immobilisé dans son lit par l'akinésie, mais quelle mobilité de la face, qui est tantôt pâle, tantôt vultueuse, sur laquelle on voit se succéder sans raison et dans un court espace de temps le découragement et l'espérance, le calme et la colère, le rire et les larmes. Tout ce qui se passe autour d'elle l'intéresse, les plus petits faits l'impressionnent vivement.

Les akinésies faciales étant très-rares, on n'aperçoit jamais les désordres que nous avons signalés chez la paralytique diphthéritique.

Les mouvements de la tête se font facilement, car jamais les muscles du cou ne sont paralysés.

Le pouls participe à la mobilité générale de l'affection; il peut présenter tous les rhythmes, varier dans une même journée de force et de rapidité.

L'hésitation ne sera guère possible quand le sujet appartiendra au sexe masculin. L'hystérie et ses paralysies sont bien rares chez l'homme. Briquet, sur près de cinq cents observations, n'en rapporte que sept cas.

Mais il n'en est pas de même chez la femme. L'hystérie est son lot incontesté, et là il faudra toujours examiner tous les phénomènes qui ont suivi, accompagné ou précédé la paralysie.

On doit aussi tenir compte de l'âge. C'est dans l'enfance que l'on rencontre le plus souvent la paralysie diphthéritique, c'est de quinze à vingt-cinq ans que se manifeste surtout l'akinésie hystérique.

Le début de la paralysie diphthéritique est caractéristique.

Il est toujours lent, progressif, avec tendance à se généraliser. Cette akinésie attaque d'abord un muscle, puis un autre muscle, prend ainsi un membre en entier. Un autre membre est envahi de la même façon. Elle peut commencer dans les quatre membres à la fois, mais jamais d'une façon brusque. C'est d'arbord un peu d'affaiblissement, puis de la parésie, *progressive aussi*, et allant souvent jusqu'à *la paralysie complète.*

On ne peut donc confondre ce début qu'avec le début lent de la paralysie hystérique. Les deux akinésies sont précédées par des phénomènes qui leur sont communs, des fourmillements, de l'engourdissement; mais si nous analysons d'une façon plus précise les autres particularités du début, nous trouvons bientôt des différences. En effet tous les muscles d'un segment de membre sont attaqués à la fois par la paralysie hystérique, qui n'est pas forcément progressive. Elle reste ordinairement stationnaire, *ou si elle change,* ses *changements sont brusques.*

La paralysie diphthéritique s'accompagne, comme l'akinésie hystérique, d'anesthésie, qui peut être complète, mais, d'après M. Briquet, cette anesthésie n'atteindrait jamais que la peau tandis que l'on sait combien l'anesthésie musculaire et osseuse est fréquente dans la paralysie hystérique.

Cette anesthésie est moins constante; elle suit la même marche que la paralysie diphthéritique, elle commence presque toujours par les inférieurs et n'a jamais la forme hémi-anesthésique qui appartient en propre à la paralysie hystérique.

L'hyperesthésie y est très-rare, elle est commune dans la paralysie hystérique.

On peut aussi, dans cette dernière affection, comme l'a montré Charcot, en exagérant l'extension des pieds paralysés et contracturés, déterminer une trépidation particulière, tout à fait analogue à l'*épilepsie spinale provoquée*, que l'on observe dans les scléroses médullaires.

Mais un caractère important entre tous de la paralysie hystérique, *caractère pathognomonique* qui la différencie de l'akinésie hystérique, *c'est la contracture*. On sait, d'après les travaux de M. Charcot, qu'elle vient compliquer assez souvent la paralysie hystérique.

Nous avons parcouru beaucoup d'observations de paralysie diphthéritique, nous avons lu Maingault, Trousseau, etc., nous n'avons jamais trouvé la contracture dans les akinésies suite de cette affection.

La distribution des paralysies nous fournit encore de bons signes diagnostiques.

La distribution la plus commune des akinésies diphthéritiques est la suivante :

Les muscles du voile du palais et du pharynx sont d'abord paralysés ; il existe alors du nasonnement et des troubles de la déglutition plns ou moins considérables. Puis l'audition s'affaiblit; la vue diminue, on peut constater la myopie, la presbytie (fréquente d'après Trousseau), l'ambliopie, l'amaurose, le strabisme, la chute de la paupière, la dilatation de la pupille.

Puis enfin apparaisseut les paralysies des membres et, dans la majorité des cas, ces paralysies commencent par les membres inférieurs.

La vessie, le rectum sont atteints très-rarement, et les troubles qu'on y constate sont presque toujours des troubles paralytiques, les paralysies faciales sont fréquentes, enfin l'akinésie peut frapper les muscles du thorax et du cou.

Il y a cependant quelques exceptions à cette distribution des paralysies. Ces exceptions sont surtout fréquentes quand la diphthérie ne s'est pas maniféstée sous forme d'angine.

Dans ces cas la paralysie commence alors, d'après Trousseau, par la périphérie ; les troubles du côté de la vue manquent ordinairement, et M. Roger affirme qu'il n'y a jamais d'akinésie du voile du palais et du pharynx, succédant à des paralysies. Cet auteur écrit, en effet, dans ses recherches cliniques sur la parésie consécutive à la diphthérie (page 40), que la paralysie du voile du palais et des muscles du pharynx, n'est jamais postérieure aux autres paralysis.

L'akinésie hystérique présente des différences tranchées dans son mode de distribution.

Les troubles pelviens sont à peu près constants; ils précèdent presque toujours la paralysie hystérique des quatre membres. Ils consistent surtout en troubles de la sensibilité. Si par hasard ces symptômes prémonitoires manquaient, nous aurions toujours l'état général hystérique, dont quelques-uns des signes (convulsions, gastralgie, clou hystérique, boule, etc., devanceraient l'apparition de l'akinésie hystérique des quatre membres.

Nous trouvons aussi, dans les maladies qui nous occupent, les troubles de la vue; mais ils présentent de grandes différences avec ceux que nous avons constatés dans la paralysie diphthéritique. L'amaurose complète est la manifestation la plus commune, mais cet amaurose peut durer, dans certains cas, trois, quatre, cinq années; tandis que l'amaurose diphthéritique est toujours fugace, temporaire, et dure au plus un ou deux mois.

Dans l'amaurose hystérique ces troubles visuels n'ont pas leur place marquée dans le cours de la maladie; ils ne forment pas une espèce de chaînon, comme l'a dit M. le professeur Gubler, entre les paralysies du voile du palais et celles qui atteignent les membres; ils peuvent se montrer à tout moment de la maladie. Ils peuvent, de plus, dans la plupart des cas, disparaître brusquement.

La marche et la terminaison sont aussi intéressantes pour le diagnostic.

Ce qui caractérise la paralysie hystérique, c'est une marche fantasque, irrégulière; elle arrive souvent brusquement et, dans un grand nombre de cas, se termine de même.

La mobilité des phénomènes est bien moins marquée dans la paralysie diphthéritique. De plus, son début, sa terminaison, sont toujours lents; elle guérit graduellement; le mieux est progressif.

La durée de la paralysie diphthéritique est, d'après Maingault[1], de huit mois; d'après Roger[2], le terme moyen est d'un mois.

1. Maingault. De la paralysie diphthéritique (Mémoire présenté à la Société de médecine des hôpitaux. 1860.)

2. Henri Roger. Recherches cliniques sur la paralysie consécutive à la diphthérie. Société médicale des hôpitaux. 1860

Quelle différence de durée avec l'akinésie hystérique, que nous voyons quelquefois exister pendant cinq années.

On peut encore retirer du pronostic quelques éléments de diagnostic : en effet, si nous voyons les muscles du cou, du thorax, le diaphragme envahis par l'akinésie, si nous voyons la mort survenir, nous écarterons complétement la paralysie hystérique et penserons à la forme bulbaire de l'akinésie diphthéritique.

Dans la paralysie hystérique, la nutrition des muscles n'est jamais troublée; il n'y a jamais d'atrophie; ils sont aussi volumineux, aussi fermes à la fin d'une longue paralysie qu'au début de cette maladie.

Ce qui concorde bien avec les recherches de Duchenne de Boulogne, qui a constaté chez la paralytique hystérique la conservation de la contractilité électro-musculaire. Il n'en est pas de même dans l'akinésie diphthéritique où nous voyons, malgré le peu de durée de la maladie (treize mois au plus) un amaigrissement, un commencement d'atrophie des muscles. Ce qui concorde encore avec les recherches de Duchenne, qui a démontré que la contractilité électro-musculaire est diminuée et même abolie chez la paralytique diphthéritique.

Dans l'observation suivante nous allons voir combien, malgré tous ces éléments, le diagnostic est parfois difficile entre les deux affections.

Obs. IX. — Observation personnelle recueillie dans le service de M. Rigal.
Salle Saint-François, lit n° 30.

Marie V..., âgée de 38 ans, née à Beaumesnil, près du Calvaire, lingère de profession. Mère hystérique.

Antécédent de la malade.

Marie V.... a joui d'une bonne santé jusqu'en 1870, n'ayant eu jusqu'à cette époque que quelques malaises insignifiants. Elle fut atteinte alors de la petite vérole ; cette maladie ne laissa après elle aucune infirmité, la guérison fut complète.

Elle devient enceinte à la fin de l'année 1875, et accoucha à neuf mois d'un enfant bien constitué; rien d'anormal ne se passe avant, pendant et après cet accouchement.

Le 10 janvier 1877, la malade est prise d'un frisson violent de fièvre intense; à ces symptômes s'ajoutent un mal de gorge, de la toux, de l'engorgement des ganglions sous-maxillaires. Elle entre à l'hôpital temporaire, salle Saint-François, service de M. Bigal, qui diagnostique une angine diphthéritique.

Au bout de trois semaines, les fausses membranes disparaissent, la fièvre tombe, la respiration est facile, la malade entre en convalescence.

Mais de nouveaux accidents suivent de très-près la disparition des fausses membranes.

La malade s'aperçoit que sa voix change, elle devient nasonnée.

Son appétit commence à renaître, mais elle éprouve la plus grande difficulté à se nourrir.

Les aliments sont rejetés en partie par le nez; la déglutition se fait mal, est douloureuse, le bol alimentaire donne la sensation de corps étranger dans l'œsophage; des quintes de toux suivent chaque effort de déglutition.

Les muqueuses buccales, pharyngiennes, celles du voile du palais ont conservé leur sensibilité. Le doigt introduit dans l'arrière-bouche ne peut être supporté; la saveur des aliments, leur température est parfaitement perçue.

La muqueuse nasale possède ses deux sensibilités intactes.

Rien du côté de la vue; rien du côté de l'ouïe.

Excepté un peu de faiblesse générale, suite de sa maladie, aucun trouble nerveux n'est constaté dans le reste du corps.

C'est à cette époque que l'on vient annoncer à la malade la mort de son enfant, auquel elle avait communiqué la diphthérie.

Elle éprouva une commotion violente; et c'est depuis ce moment que l'on peut constater chez elle les phénomènes hystériformes suivants, phénomènes que l'on ne retrouve à aucune époque dans ses antécédents: céphalalgie intense et continuelle, clou hystérique, ovaralgie, névralgie intercostale avec point douloureux à l'endroit où bat la pointe du cœur, douleur augmentée par la pression au niveau des apophyses épineuses sur presque toute la hauteur de la colonne vertébrale, phénomènes de gastralgie variés, parmi lesquels on peut citer une douleur sous-costale du côté gauche, s'irradiant vers le rachis, du gonflement de la région épigastrique après chaque repas, des digestions difficiles et longues, provoquant des étouffements et des afflux de sang considérables à la tête.

A tout cela, il faut ajouter une sensation de boule remontant vers le pharynx, des alternatives de frissons et de chaleur, une grande susceptibilité aux phénomènes extérieurs, des envies de pleurer sans raison aucune, des palpitations, des tremblements des quatre membres, mais surtout des mains.

Il faut encore noter ce fait important, c'est que la mère de la malade avait des attaques d'hystérie bien caractérisées.

Un engorgement laiteux des seins retint pendant trois semaines la malade à l'hôpital.

Le 23 février 1877, elle quitte l'hôpital temporaire et part pour le Vésinet, présentant au même degré les symptômes hystériformes décrits plus haut ; mais la paralysie du voile du palais et du pharynx sont en voie d'amélioration.

Cinq jours après son arrivée, ces paralysies cessent complétement, la déglutition devient facile, et la malade qui ressent un vif appétit, peut le satisfaire sans le moindre inconvénient.

Pendant 15 jours elle jouit d'une bonne santé, les phénomènes hystériques seuls persistent, et même l'ovaralgie s'aggrave, ainsi que les douleurs ressenties le long de la colonne vertébrale.

Le 25e jour de son entrée au Vésinet, la malade, qui n'avait jusqu'à ce jour rien constaté d'anormal du côté des fonctions urinaires, perd ses urines ; même éveillée, elle ne s'en aperçoit pas. Il y a donc à ce moment anesthésie complète de la vessie, de l'urèthre et de l'ouverture du vagin.

Ces diverses anesthésies sont survenues brusquement, elles n'ont été précédées d'aucun symptôme prodromique.

Excepté cette complication, la santé reste la même pendant les quelques jours que la malade passe au Vésinet.

Elle quitte cet établissement le 23 mars 1877 ; pendant deux jours même état, rien de nouveau, elle perd toujours ses urines ; le troisième jour de sa sortie du Vésinet, c'est-à-dire le 26 mars 1877, elle sort dans la rue, et *ressent tout à coup* des fourmillements dans la langue, dans les bras, dans les jambes. Elle se laisse tomber, il lui est impossible de se tenir debout.

On la transporte au parvis Notre-Dame, et on la renvoie dans le service de M. Rigal, qui constate le lendemain ce qui suit :

Les fourmillements dans la langue, dans les bras, dans les jambes persistent.

Les mouvements de flexion, de pronation, de supination des deux mains sont complétement abolis, les mouvements de flexion et d'extension de l'avant-bras sur le bras sont conservés ; il existe de l'anesthésie, de l'analgésie, de la thermo-anesthésie jusqu'au coude. La perte de ces diverses sensibilités est complète, et égale en tous points de la main et de l'avant-bras. Il y a en même temps anesthésie de l'articulation du coude ; quand on ferme les yeux de la malade, ses mouvements n'ont plus aucune précision. Les membres inférieurs sont également affectés.

Les divers mouvements volontaires du pied sur la jambe sont impossibles, ceux de la jambe sur la cuisse le sont également, ceux de la cuisse sur le bassin sont conservés.

On y constate, comme aux membres supérieurs, une anesthésie, une analgésie, une thermo-anesthésie égales en tous points et complètes. Ces divers troubles de la sensibilité remontent à huit centimètres audessus de l'articulation du genou.

La muqueuse linguale a perdu ses deux sensibilités. La muqueuse du voile du palais, celle du pharynx sont dans le même cas. On peut promener le doigt à leur surface sans amener de mouvements réflexes. Mais il n'y a pas de paralysie de ces organes. La déglutition se fait bien, la voix est normale. La muqueuse nasale a perdu seulement sa sensibilité spéciale, l'ouïe est intacte ainsi que l'appareil de la vision. La face ne présente aucun trouble de sensibilité ni de motilité. On ne trouve sur le tronc ni paralysie, ni anesthésie, ni analgésie, ni thermo-anesthésie.

On constate les mêmes symptômes hystériformes signalés plus haut.

La douleur rachidienne est même si forte qu'elle a necessité l'application de ventouses scarifiées et de ventouses sèches.

Rien du côté des organes respiratoires, l'appétit est faible, la bouche est mauvaise, les phénoménes gastralgiques se sont accentués.

La malade n'urine plus sous elle, mais elle a une anesthésie de la muqueuse vésicale. L'urine s'accumule dans la vessie et forme une tumeur volumineuse dans la région hypogastrique.

La malade urine par regorgement. Si on la sonde on retire une grande quantité d'urine.

Pas de diarrhée, défécation volontaire.

Cœur. — La pointe du cœur bat dans le cinquième espace intercostal à un centimètre en dehors de la ligne mammelonnaire. Les battements sont forts et soulèvent un espace de la paroi thoracique que l'on peut évaluer à trois centimètres carrés.

A l'auscultation on trouve à la base un double bruit du souffle qui paraît devoir se rapporter à un léger degré de rétrécissement avec insuffisance; à la pointe les bruits sont sourds, mais il n'y a pas de souffle.

Le pouls ne présente pas le caractère de l'insuffisance aortique pure, ce qui s'accorde bien avec l'auscultation; il est rapide, ample, régulier.

Il faut donc admettre des lésions anciennes; ce qui est d'autant plus facile, que la malade a été atteinte de rhumatisme à l'âge de 25 ans.

Tel est l'état de la malade à son entrée à l'hôpital; on ne saurait cependant trop insister sur ce fait que les troubles de la sensibilité et de la motilité sont arrivés brusquement dans les quatre membres à la

fois, et ont atteint en quelques instants le degré qu'ils n'ont jamais dépassé.

Je ferai remarquer aussi cette anesthésie de la muqueuse vésicale qui les a précédés et l'absence de tout symptôme du côté de l'ouïe et de la vue.

L'état de la malade reste le même jusqu'au 30 mars, époque à laquelle les fourmillements de la langue, de la main et de l'avant-bras ont disparu.

Le lundi 2 avril la sensibilité reparaît dans les muqueuses buccale, pharyngienne, et du voile du palais : la malade perçoit de nouveau les odeurs.

Les mouvements et la sensibilité reparaissent aussi dans les mains et les avant-bras, mais progressivement. Ils commencent par la partie supérieure de l'avant-bras.

L'anesthésie de l'articulation du coude persiste, l'extrémité des doigts reste engourdie.

Le mercredi 4 avril à la visite du matin on constate une contracture des deux membres inférieurs, survenue pendant la nuit sans cause connue de la malade.

Voici ce que l'on constate : Les mouvements communiqués de l'articulation du genou sont impossibles, les membres contracturés sont dans l'extension, le pied sur la jambe, la jambe sur la cuisse. Les mouvements de la cuisse sur le bassin sont libres. Le pied a déjà la forme du pied bot equin varus. Les autres symptômes restent les mêmes.

L'amélioration persiste du côté des membres supérieurs, les symptômes hystériformes sont les mêmes, l'ovaralgie augmente. Le sommeil est agité.

La diarrhée existe depuis cinq ou six jours et provoque six ou sept selles par vingt-quatre heures.

7 *avril.* — La malade vomit des matières verdâtres dans l'intervalle des repas Tout ce qu'elle mange est rejeté, cependant la langue n'est pas saburrale et il n'y a pas de nausées.

La contracture n'a pas changé.

8, 9 *avril.* — Les vomissements continuent semblables aux précédents. Rien de nouveau.

10 *avril.* — La malade à la face vultueuse éprouve une sensation de chaleur générale, sue abondamment et sa peau est brûlante, bien que le thermomètre ne marque que 36°, 10. Les douleurs rachidiennes sont très-vives, surtout au niveau de la deuxième vertèbre dorsale. Elles sont exaspérées par la pression, elles sont spontanées, s'irradient en ceinture et parcourent rapidement les membres inférieurs. La malade les compare à des coups de couteau.

Il y a de la céphalalgie, de l'agitation, et encore des vomissements. Le pouls est mobile, tantôt il donne 52, tantôt 60 pulsations à la mi-

nute. L'état normal de la malade est mauvais : elle se désespère. Enfin la contracture a augmenté, la déformation des pieds en forme de pieds bots equins varus s'est prononcée. L'urine sort toujours par regorgement.

12 *avril.* — On ne remarque plus de vomissements, la figure est redevenue normale même gaie. Tous les symptômes généraux constatés le 10 avril se sont amendés.

13 *avril.* — Même état.

Les 17, 18, 19, 20 *avril.* — Les mêmes choses se reproduisent. Ce sont des alternatives d'espérance et de désespoir, de pleurs et de rires, de céphalalgie, de chaleur à la tête, d'excitation et de calme parfait.

Il n'y a rien de changé dans l'état des membres inférieurs et l'on est toujours obligé de sonder la malade.

21 avril. La malade ressent des élancements, des sensations, des battements au niveau du tronc sus-orbitaire gauche, et sur le trajet du nerf frontal externe. Il existe un point douloureux à droite et à gauche sur le trajet du nerf frontal interne, près de la racine du nez. Dans tous ces points, la pression augmente beaucoup la douleur, surtout au niveau des attaches des muscles sterno-cléido-mastoïdiens, et sur le trajet des nerfs phréniques.

La malade est dans un état d'hyperesthésie générale. Le moindre bruit la fait tressauter; elle voit tout en noir et pleure abondamment quand on lui demande des renseignements sur son état.

25 avril On trouve une douleur sur le trajet du nerf crural droit. Le retour de la sensibilité sur toute la partie interne de la jambe, et la partie de la cuisse anethésiée, jusqu'à un travers de doigt de la malléole, a coincidé avec l'apparition de cette névralgie. Il faut bien remarquer que cette sensibilité n'a reparu que sur le trajet du nerf crural.

Quant aux trois modes d'anesthésie que nous avons constatés dès le début, ils ont disparu.

La malade n'a plus de vomissement, mais elle est toujours tourmentée par des nausées.

26 avril. La malade ressent des douleurs lancinantes, brûlantes, qui se reproduisent par intervalles, dix à douze fois par jour et réveillent la malade pendant la nuit. Elles ont la rapidité de l'éclair et se dirigent toujours vers le gros orteil de chaque pied. Suivant l'expression de la malade, ces douleurs résident dans l'intérieur de l'os, dans la moelle.

La névralgie crurale qui existe à droite a toujours la même intensité. On remarque aussi de la céphalalgie, des étouffements, des douleurs de reins, des sensations de boules, surtout quand la malade boit.

27 avril. La contracture a diminué dans la jambe droite. La sensibilité tactile, douloureuse au froid, a reparu dans le membre inférieur.

Les douleurs instantanées dont nous avons parlé plus haut se reproduisent moins souvent.

28 avril. La contracture a encore diminué dans le membre droit. On peut déjà fléchir légèrement la jambe sur la cuisse, mais la malade ne peut faire seule ce mouvement.

Les membres supérieurs sont complétement guéris.

Si on fait passer un courant électrique dans les deux membres inférieurs, on constate que la sensibilité électrique n'existe ni dans l'un ni dans l'autre.

Les contractions électro-musculaires se produisent légèrement à droite. A gauche, on voit quelques contractions du jambier antérieur. Mais il faut tenir compte de l'état de contracture de ces membres inférieurs.

29 avril. La contracture a diminué dans le membre inférieur droit, mais existe toujours à un certain degré. Les mouvements volontaires sont toujours impossibles.

Si la disparition de l'anesthésie est complète à droite, au contraire, à gauche, elle existe toujours ainsi que la contracture. La vessie est pleine, l'émission de l'urine se fait toujours par regorgement.

La malade se plaignant de pertes blanches abondantes, M. Rigal pratique le toucher utérin. Il trouve le col court, ouvert, l'utérus mobile et peu volumineux. Sondant la malade, il retire une grande quantité d'urine. Alors, phénomène curieux, la contracture disparut subitement à droite et à gauche, et la malade pût remuer ses membres inférieurs dans son lit. Du côté gauche, l'anesthésie devint presque nulle.

Cependant la malade ne pouvait pas encore marcher, mais la guérison fit de rapides progrès à partir de cette époque.

30 avril. La névralgie, les phénomènes hystériques s'amendent de plus en plus.

Le 2 mai, la malade se lève et marche sans l'aide de personne. Toutefois elle se fatigue rapidement. La sensibilité n'est pas encore revenue complétement sous le pied gauche.

Le 6 mai, il n'y a plus de trouble de la sensibilité, la malade marche de mieux en mieux. Cependant elle traîne encore le pied gauche. Elle n'urine plus par regorgement.

Le 9 mai, les symptômes hystériformes ont encore diminué. Enfin, le 10 mai, la malade sort de l'hôpital.

Voici son état à la sortie :

Elle a encore quelques douleurs dans les reins et dans la tête. Le point hystérique syncipital existe encore. Elle s'émotionne toujours facilement; elle a des palpitations.

Elle mange bien, va régulièrement à la garde robe. Le retour de couche n'a pas encore apparu.

Les bras et les mains sont très-bien. Dans la marche, la jambe gauche traîne toujours un peu, et il se forme de l'œdème aux malléoles si la marche dure trop longtemps.

Les muscles sont dans un état très-satisfaisant. D'ailleurs ils n'ont jamais éprouvé de troubles dans leur nutrition.

Discussion de l'observation. — C'est en nous appuyant sur le tableau comparatif des deux paralysies hystérique et dipthéritique des quatre membres que nous entreprendrons la discussion de notre observation personnelle.

Nous croyons qu'il est facile de démontrer qu'il a existé chez notre malade d'abord une *paralysie dipthéritique*, ensuite une *paralysie hystérique*.

La première s'est bornée aux muscles du voile du palais et du pharynx. Elle est survenue, comme cela est fréquent, presque immédiatement après la chute des fausses membranes, mais elle ne s'est pas étendue, elle a respecté la vue, l'ouïe, les quatre membres n'ont jamais été atteints. Sa terminaison a été graduelle, après une durée d'une quinzaine de jours. Les exemples de paralysie diphthéritique se bornant au voile du palais, sont fréquents dans la science. Trousseau, entre autres, en cite de nombreux exemples.

Notre malade jouit, après la guérison de cette akinésie d'une bonne santé pendant l'espace de vingt jours; son appétit est bon, ses membres sont forts, elle ne sent pas une parésie graduelle les envahir.

Quelques phénomènes nouveaux pour la malade coexistent cependant avec cette excellente santé générale. Ils datent du jour où, dans la convalescence de sa diphthérie, on est venu lui annoncer brusquement la mort de son enfant. A partir de ce moment, elle a senti une révolution se faire en elle; son caractère est devenu impressionnable; elle est entrée de plein pied dans l'état nerveux auquel la prédisposait l'hérédité.

Nous voyons alors commencer la période de l'hystérie après vingt jours de santé parfaite, et la malade y entre brusquement, par des troubles pelviens. Elle perd tout à coup ses urines; elle n'éprouve plus le besoin d'uriner et accomplit cette fonction sans s'en apercevoir. Ce sont donc les troubles de la sensibilité qui dominent.

La malade ne ressent encore aucun affaiblissement dans les membres pendant les cinq premiers jours qui suivent cette infirmité. Mais le sixième, tout à coup, dans la rue, elle tombe paralysée des quatre membres.

C'est bien là le début de la paralysie hystérique, la diphthérie n'a plus rien à voir à tous ces phénomènes. Par la suite, les faits abondent en faveur de la nature hystérique de l'akinésie :

L'*anesthésie*, non-seulement de la peau mais des muscles et des surfaces articulaires;

L'*hyperesthésie* portée à un si haut degré chez cette femme;

Les *contractures* qui surviennent brusquement;

La *conservation de la contractilité électro-musculaire*, les *symptômes hystériques*, qui chaque jour deviennent plus nombreux, torturent la malade et forment par leur ensemble un *terrain hystérique* d'une remarquable richesse;

La terminaison brusque d'une partie des phénomènes à la suite de cathétérisme et de toucher utérin.

Y a-t-il le moindre doute à avoir? et ne peut-on pas conclure que l'on a assisté à la succession de deux paralysies, l'une de cause diphthéritique, l'autre de cause hystérique, toutes deux bien limitées, n'empiétant pas l'une sur l'autre, séparées par vingt jours de santé excellente.

Paralysies consécutives aux maladies aiguës. Si nous voulions faire en particulier le diagnostic des paralysies qui succèdent à chaque maladie aiguë, nous serions obligé de répéter ce que nous avons déjà écrit pour le diagnostic de la paralysie diphthéritique et de la paralysie hystérique.

Nous ne ferons que citer les opinions différentes de M. Henri Roger[1] et de M. le professeur Gubler sur les akinésies qui suivent les maladies aiguës.

M. Henri Roger admet que la paralysie est une suite fréquente de la diphthérie, et que ces akinésies sont aussi rares après les maladies aiguës, qu'elles sont communes après la diphthérie. Il les admet surtout après la fièvre typhoïde, et l'angine pharyngée. Encore ajoute-t-il qu'il est facile, dans cette dernière maladie, de méconnaître l'existence d'une pseudo-membrane.

On voit que les circonstances où l'on est obligé de faire ce diagnostic, sont rares d'après cet auteur.

Il signale, comme caractère différentiel entre les paralysies diphthéritiques et les paralysies à la suite de maladies aiguës, la tendance à se généraliser des premières, la forme paraplégique habituelle aux secondes.

Quant aux autres phénomènes ils sont les mêmes dans les deux espèces de paralysie.

Autant les paralysies à la suite de maladies aiguës sont peu fréquentes pour M. Roger, autant elles le sont pour M. Gubler. Si M. Roger pense qu'on attribue aux maladies aiguës des cas d'akinésie qui appartiennent à la diphthérie, une préoccupation contraire anime M. le professeur Gubler. Pour lui ces paralysies sont très-fréquentes, et

1. H. Roger. Recherches cliniques sur la paralysie consécutive à la diphthérie. 1859-1860. (Société médicale des hôpitaux de Paris.)

on a commis souvent cette erreur d'appeler croup, ce qui n'était qu'une simple angine herpétique, par exemple.

M. Gubler, assimile complètement la paralysie sans lésion anatomique, suite de maladies aiguës à celle qui succède à la diphthérie. Pour lui ce sont toutes des paralysies *asthéniqnes*, *périphériques*, *diffuses* et *ascendantes*. Ces quatre épithètes les dépeignent parfaitement; elles appartiennent aussi à la paralysie suite de diphthérie. Si j'ai surtout appuyé sur les différences qui séparent l'akinésie hystérique de l'akinésie diphthéritique, c'est que mon observation personnelle me portait à traiter surtout cette partie du diagnostic, qui peut servir en entier pour établir celui des paralysies consécutives aux affections aiguës de celles qui succèdent à l'hystérie.

Je cite une observation de paralysie ascendante des quatre membres chez une hystérique chloro-anémique, au dixième jour d'une convalescence de fièvre typhoïde. On trouvera mélangé dans cette observation des signes de l'hystérie, de la chloro-anémie et de la paralysie suite de fièvre typhoïde.

Obs. VI (Thèse de Bailly, 1872, p. 61). — Fièvre typhoïde régulière. — Paralysie ascendante.— Douleurs lombaires irradiées. — Incontinence nocturne d'urine. — Fièvre. Flegmatia alba dolens. — Persistance des accidents.

Aurore B.... 22 ans; *chloro-anémique*. Constitution médiocre. *Boule hystérique depuis un an. Fièvre typhoïde régulière.* Au *dixième jour* d'une convalescence marquée par une très-grande faiblesse des membres inférieurs, de la constipation, de fréquentes et impérieuses envies d'uriner, vive frayeur non motivée, tremblement des jambes, mouvements convulsifs de tout le corps; la parésie devient une *paraplégie complète du mouvement et de la sensibilité; affaiblissement considérable de la contractilité musculaire*, flexion et renversement des pieds sur leur bord interne; fourmillement entre cuir et chair du bassin aux genoux. Huit jours après, vives douleurs lombaires qui bientôt s'irradient en ceinture; en même temps *l'akinésie gagne les membres inférieurs* et peu après se montre une *incontinence nocturne d'urine.* 25 octobre, phlegmatia alba dolens du membre inférieur gauche. En novembre, les fourmillements et l'anesthésie envahissent les membres supérieurs, en même temps que les douleurs lombaires s'irradient jusqu'au sommet de la région dorsale du rachis; un peu de fièvre s'allume l'après midi. Au milieu de novembre, frissons, puis gonflement de la cuisse droite. Les douleurs rachidiennes sont comparées à des coups de couteau. Le 25 décembre, plus de deux mois et demi après le début du 4 octobre, aucune amélioration de la paralysie, douleurs en ceinture plus vives, contractilité électrique encore plus affaiblie; incontinence nocturne d'urine; mouvement fébrile, nocturne ou vespéral; embonpoint et coloration rosée des téguments. (Robert, thèse 1862, obs. II).

Paralysies syphilitiques. La paralysie ou plutôt l'*asthénie syphilitique* généralisée a été décrite par M. Fournier dans ses *leçons cliniques de Lourcine* au chapitre des troubles nerveux de la période secondaire. Il admet qu'elle dépend complétement de la diathèse et la considère comme une véritable névrose syphilitique. Mais des doutes se sont élevés sur la nature de ces paralysies, et je ne pourrais mieux faire que de citer entièrement la note que M. Blachez[1] écrivait sur ce sujet dans un article bibliographique qui a paru dans la *Gazette des Hôpitaux.*

« Quand on passe en revue avec l'auteur toutes ces « manifestations nerveuses, il est difficile d'échapper à la « tentation d'élever quelques doutes sur leur véritable « nature spécifique. Le champ d'observation de l'auteur « est véritablement tout exceptionnel, et il faut s'attendre « en dehors de toute spécificité, à parcourir la gamme « des affections nerveuses, quand il s'agit de femmes « placées dans les conditions où nous les observons à « Lourcine.

« Le changement brusque de leurs habitndes, le cha- « grin quelquefois, l'ennui toujours, le fait seul d'une

1. Blachez. *Gazette hebdomadaire des hôpitaux* (1873).

« maladie longue, à récidives incessantes, difficile à gué-
« rir, la nécessité de subir une règle qui leur est odieuse;
« toutes ces conditions et bien d'autres encore réunies
« constituent pour ces femmes un état tout à fait anor-
« mal et dans lequel doivent éclore, comme sur un ter-
« rain préparé à l'avance, *des troubles nerveux de toute*
« *sorte.* »

Gros et Lancereaux[1] dans leur *Traité des affections nerveuses syphilitiques* étudient d'autres paralysies appartenant à cette diathèse, mais survenant comme manifestation de légères lésions nerveuses. Nous avons trouvé dans ce touvrage quatre cas de paralysie syphilitique des quatre membres, et un cas dans l'ouvrage de Landry[2]. Toutes ont frappé des hommes. Nous n'avons pas eu la bonne fortune d'en rencontrer chez une femme. Mais il n'est pas impossible de trouver dans sa pratique un cas de ce genre chez une femme nerveuse, et quand on songe à la difficulté, nous dirons même à l'impossibilité où l'on est le plus souvent de trouver la porte d'entrée de la diathèse, quand on songe à l'efficacité absolue du traitement, si l'on fait le diagnostic, on voit qu'il est de toute nécessité de l'établir avec une grande précision.

Cette paralysie est toujours précédée par des douleurs vives, lancinantes, accompagnées de fourmillements qui se font *sentir surtout la nuit* quelque temps avant l'apparition de la paralysie dans les membres qu'elle doit atteindre.

Le début de la paralysie n'a rien de spécial, il est tantôt brusque, tantôt graduel, mais la marche a quelque chose de particulier: la paralysie est progressive, elle

1. Gros et Lancereaux. Traité des affections nerveuses syphilitiques. 1861.
2. Landy. Recherches sur les causes et les indications curables des maladies nerveuses.

n'atteint pas d'un seul coup le degré qu'elle ne dépassera pas. Elle augmente avec la lésion, et en suit les oscillations en bien ou en mal.

Elle disparaît graduellement et seulement sous l'influence du traitement approprié.

L'analgésie, l'anesthésie cutanée, la thermo-anesthésie, les contractures, phénomènes communs dans la paralysie hystérique, existent rarement dans la paralysie syphilitique.

La nutrition des muscles souffre dans l'akinésie syphilitique, aussi voyons-nous toujours l'atrophie compliquer la paralysie, si le médecin n'applique pas assez vite le traitement convenable.

On constate le plus souvent dans la paralysie syphilitique, d'autres symptômes concomitants, tels qu'exostose, céphalalgie, troubles gastriques, douleurs rhumatismales et syphilides qui viennent éclairer aussi le pronostic.

Enfin dans les cas douteux, le traitement est un moyen excellent de diagnostic. Mais on hésite souvent à l'employer ; on a affaire à des sujets profondément anémiés, on craint de troubler encore les voies digestives en ordonnant l'iodure de potassium et le mercure.

Il faut donc analyser avec soin tous ces signes, chez certaines femmes hystériques et syphilitiques atteintes de paralysie, et chez lesquelles les signes de l'hystérie et de la diathèse, mélangés, constituent un problème difficile à résoudre.

Paralysies puerpérales. — On a décrit les paralysies puerpérales et plusieurs travaux ont même été faits sur ce point. Du mémoire de M. Charpentier (1872) et de la thèse toute récente de Darcy (1877), il semble résulter que les faits de paralysies puerpérales publiés jusqu'à ce jour doivent être rangés en deux groupes.

Le premier contient des paralysies et principalement des hémiplégies résultant de lésions cérébrales, hémorrhagie ou embolie, produites le plus souvent pendant les attaques d'éclampsie ou pendant le travail de l'accouchement.

Le second renferme des paralysies passagères, irrégulièrement distribuées, se montrant dans le dernier mois ou dans les dix jours qui suivent l'accouchement. Darcy les attribue soit à l'altération du sang, à l'empoisonnement puerpéral, soit surtout à l'anémie résultant des hémorrhagies ou d'une autre cause d'affaiblissement, comme dans le cas suivant qu'il emprunte à M. Marotte.

« Une jeune femme, couchée au n° 37 du service de M. Marotte à la Pitié, a eu son premier enfant à l'âge de 12 ans. Elle se fit *saigner dès le début* de sa grossesse ; une hémiplégie se montra peu après. Vers la fin de la gestation, la paralysie disparut sans laisser de traces. Depuis cette époque, elle a eu quatre enfants, et l'accident n'a point reparu. Aujourd'hui elle est au sixième mois de sa sixième grossesse. Dès le début, elle fut prise d'une hémiplégie gauche avec perte de la sensibilité du même côté. Cette femme a tous les caractères d'une anémie profonde. L'urine n'a présenté aucune trace d'albumine. Sous l'influence des toniques et des ferrugineux, une amélioration progressive s'est produite. Au septième mois, les symptômes étaient presque amendés. »

Cette influence de l'anémie sur la production des paralysies dites puerpérales, ne nous amène-t-elle pas tout naturellement à penser qu'un grand nombre d'entre elles sont dues à l'hystérie ?

Paralysies rhumatismales. — Il existe indubitablement des paralysies rhumatismales, et M. Grifoullière cite plusieurs exemples d'akinésie rhumatismale des quatre membres.

Ces paralysies, que l'on peut presque toujours rattacher à une méningite spinale, sont toujours précédées de douleurs dans les membres qui vont être atteints.

Elles sont incomplètes, déterminent rarement une anesthésie bien nette, et enfin ne se montrent que pendant ou après une attaque de rhumatisme.

Epilepsie. — D'après M. Jaccoud[1], l'hystérie serait la seule névrose susceptible de donner lieu à des paralysies. Cependant Todd[2] décrit une hémiplégie épileptique. « Un malade a une attaque de nature franchement épileptique; à la fin de l'attaque, il se trouve paralysé de tout un côté du corps, généralement de celui qui a été le siége des convulsions les plus intenses, ou qui a été seul convulsé; la paralysie peut envahir également les deux côtés quand les convulsions ont été bilatérales. Cette paralysie persiste pendant un temps plus ou moins long, variant de quelques minutes ou quelques heures à trois ou quatre jours, ou même beaucoup plus longtemps. Elle disparaît, et à la prochaine attaque nous verrons les mêmes phénomènes se reproduire précisément de la même façon et avec le même résultat. »

Cette identité dans le mode de début et la physionomie de la paralysie à chaque récidive, semble donc être le meilleur caractère des paralysies épileptiques. Elles ne se montrent, d'ailleurs, qu'après une attaque dont la nature sera facile à reconnaître si l'on y assiste. Si l'on ne voyait la malade qu'après l'accès, et qu'elle fût jeune et chlorotique, on pourrait être très-embarrassé; mais le récit des assistants, les morsures de la langue, la physionomie de la patiente, l'absence d'anesthésie, permettront d'écarter l'idée de l'hystérie.

Émotion. — C'est Todd[3] encore qui décrit cette « emotional paralysis » caractérisée par son peu de durée, son

1. Jaccoud. Des paraplégies et de l'ataxie.
2. Todd. *Clinical lectures on paralysis* (1856).
3. Todd. *Loc. cit.*

début brusque au moment d'une émotion vive, la dyspnée et l'aphonie immédiate qui accompagnent le « shock »; et il cite le vers de Virgile :

Obstupui, steteruntque comæ et vox faucibus hæsit.

Quelque courte que soit la durée d'une véritable paralysie hystérique, elle sera toujours plus longue que celle de cet anéantissement passager, de cette asthénie émotionnelle.

Paralysies de la chlorose et de l'anémie. — Existe-t-il des paralysies véritables imputables à la chlorose seule? Jaccoud les admet, et l'observation suivante semble en démontrer l'existence :

Obs. XXIII (Landry [1]). — Paralysie chez une femme à la suite de longue et abondante suppuration. — Traitement tonique et électrique. — Guérison.

X..., trente ans, entre le 25 mai 1851 à Beaujon, service de Sandras. Toute la vie elle a été sujette à des accidents chloro-anémiques, et depuis deux ans aux symptômes d'une maladie de matrice pour laquelle elle a subi des cautérisations au col utérin. En 1850, une éruption cutanée l'amena dans nos salles où elle fut atteinte de pourriture d'hôpital. Elle guérit après une suppuration très-abondante au bout de deux mois.

Le 4 avril 1851 elle put retourner chez elle, où huit jours après elle fut prise de fourmillements aux extrémités des doigts et des orteils, qui annoncèrent le début d'une paralysie qui gagna les quatre membres.

On pût constater alors l'absence de tout symptôme du côté des centres nerveux, l'intégrité des fonctions de la vessie et l'existence d'une chloro-anémie. Elle guérit par traitement tonique et ferrugineux et quitte l'hôpital le 3 juillet.

Mais dans la grande majorité des cas, les chlorotiques paralysées présentent d'autres troubles nerveux. Or, comment séparer ces troubles nerveux de ceux de l'hystérie? Quelle sera la caractéristique de la névrose? Est-ce l'attaque convulsive? ou bien l'hystérie elle-même avec ou sans grands accès, ne serait-elle que l'ensemble de ces acci-

1. Landry. Recherches sur les causes et les indications curatives des maladies nerveuses. 1855.

dents nerveux de la chlorose? Il y a là une question de doctrine qu'il ne nous appartient pas de trancher. Qu'il nous suffise d'avoir signalé avec plus d'insistance peut-être que ceux qui nous ont précédé, la relation intime qui existe entre la chlorose et les paralysies hystériques.

TRAITEMENT.

Dans l'hystérie, comme dans toutes les autres maladies, on a essayé l'effet curatif de nombreux médicaments.

Nous citerons comme mémoire les vésicatoires répétés le long de la colonne vertébrale. C'est Thorn[1] qui, préjugeant la pathogénie de l'hystérie et croyant à une congestion générale ou localisée de la moelle, a employé ce traitement. Cet auteur préconise encore l'application de sangsues. M. Briquet[2], lui aussi, dans son *Traité sur l'hystérie*, croit dans quelques cas à une congestion de la moelle et conseille l'application des sangsues.

Nous savons déjà combien ce traitement peut être dangereux, puisque dans la grande majorité des cas la paralysie marche de pair avec la chlorose.

Thorn[3] employait encore l'électricité le long de la colonne vertébrale, la strychnine et les purgatifs.

Il prétend avoir obtenu quelques succès. D'autres médecins ont pensé au seigle ergoté.

Fourot (1844, *De la catalepsie et de l'hystérie*) a donné les pilules de Méglin et l'opium. Il s'adressait au *symptôme convulsif* de la maladie qui, tant qu'il coïncide avec la paralysie, diminue *beaucoup les espérances de guérison.*

Puis Beau a vanté les bains de valériane (*Bulletin de thérapeutique*, an. 1861);

1. Thorn W.... *Case of hyterical paralysis.* Lancet, 1849.
2. Briquet. *Loc citato.*
3. Thorn. *Loc. cit.*

Chevalier, les eaux de la Bourboule ; Leroy d'Étiolles, les eaux de Baréges ; Durand-Fardel, les eaux de Cauterets et de Saint-Sauveur.

Mais les moyens vraiment rationnels pour le traitement de la paralysie hystérique des quatre membres sont les toniques et l'électricité.

Toniques. — Les toniques s'adressent à la chlorose que nous voyons accompagner l'akinésie et dominer sa marche et sa durée.

Skey[1] a vanté ce traitement. Il a employé le fer, le quinquina, les amers, l'hydrothérapie ; il a soigné spécialement l'hygiène de ses malades ; leur a recommandé l'air, le soleil, la campagne, la nourriture fortifiante et légère ; la viande crue, par exemple, et les vins généreux.

Il serait utile aussi, par un habile interrogatoire, de rechercher les chagrins, les contrariétés qui peuvent assiéger les malades et de faire son possible pour les détruire. Cet état de l'esprit, prolongé longtemps, trouble profondément l'organisme, porte atteinte à toutes les fonctions, la nutrition, l'innervation et la circulation.

Electricité. — Onimus et Legros commencent ainsi leur article sur le traitement par l'électricité de la paralysie hystérique : ces akinésies sont toujours dues à une cause générale, et ce sont les centres et non les nerfs périphériques qui sont atteints. Ces considérations seules suffisent pour préférer les courants continus aux courants induits, car ces derniers n'ont d'influence sur les centres que par l'électrisation cutanée.

Ces auteurs ajoutent que cette influenee est assez variable et presque toujours très-excitante. De plus, il est difficile d'en limiter l'action.

1. Skey. *Loc. cit.*

On doit donc préférer les courants continus, surtout dans les cas où la paralysie est accompagnée de crises nerveuses.

Duchenne (de Boulogne) conseillait la galvanisation descendante; on place le pôle positif sur la partie supérieure de la moelle et le pôle négatif dans un bain où mouillent les pieds de la malade. Il ne faut jamais négliger cette dernière précaution, afin d'éviter les eschares qui suivent souvent la galvanisation.

Savage, dans *the Lancet* 1868, était arrivé aux mêmes conclusions.

« Généralement, dit-il, on obtient de bons effets des courants continus produits par une batterie d'un grand nombre d'éléments de Bunsen ou de Daniel à faible tension. On discute s'il vaut mieux appliquer directement le courant sur la colonne vertébrale, comme le veut Remack, ou s'il vaut mieux le faire agir indirectement sur les centres nerveux par conductibilité des nerfs de la peau. La dernière opinion est celle du docteur Althaus qui pense que la résistance offerte par les os et les membranes d'enveloppe des centres nerveux est trop considérable pour être traversée par un courant comme ceux qu'il est possible d'employer sur le vivant. Mais la théorie des actions réflexes suffit à expliquer l'action thérapeutique et physiologique du courant continu. »

En définitive Savage, préfère les courants continus descendants et Français et Anglais se trouvent d'accord sur cette question du traitement de la paralysie hystérique.

Il est des exceptions cependant dans lesquelles les auteurs français conseillent d'employer les courants interrompus. C'est quand la paralysie est limitée depuis longtemps dans certaines régions. Duchenne de Boulogne les préconise encore dans quelques cas de contractures, mais l'électrisation doit porter sur les antagonistes des muscles contracturés.

Lorsque l'électricité doit amener la guérison, il se produit, dès les premières séances, une amélioration très-notable.

Duchenne cite quelques cas d'akinésie, où il a obtenu la guérison en une seule séance.

Si au bout de quelque temps, on n'a rien obtenu, si la paralysie est toujours aussi prononcée, il faut alors cesser pendant quelques jours l'emploi de l'électricité; mais il faut recommencer le traitement en employant des courants d'une autre nature.

Les toniques et les courants induits et continus sont les méthodes de traitement les plus rationnelles de la paralysie hystérique; mais dans cette affection si mobile qui revêt toutes les formes, qui est modifiée par les moindres circonstances extérieures, par l'état d'esprit de la malade, par ses émotions agréables ou désagréables, toutes les médications, à moins pourtant qu'elles ne soient irrationnelles, peuvent réussir.

Traitement moral. — Mais nous croyons que quel que soit le traitement employé, le médecin doit toujours examiner l'état d'esprit de sa malade et guérir le moral si besoin s'en fait sentir et si c'est en son pouvoir. Il faut toujours faire parade devant la malade d'une grande confiance dans le traitement et lui montrer l'avenir sous un jour favorable. Cette préoccupation du médecin est encore plus utile dans les paralysies hystériques que dans les autres.

M. Gueneau de Mussy a bien compris la nécessité d'agir sur le moral *et de créer de toutes pièces l'émotion comme moyen thérapeutique*...

Il a institué le traitement moral qui lui a donné plusieurs succès.

Il prévient la malade qu'on va enfin employer des moyens énergiques contre sa paralysie, mais que ces moyens sont dangereux; sa vie est en danger si on ne prend pas toutes les précautions. Aussi, se basant sur la fortune de la malade appelle-t-on un plus ou moins grand nombre de confrères, et des plus illustres, en consultation.

On délibère longuement et enfin on fait l'ordonnance suivante :

1° La malade prendra trois pilules fulminantes à demi-heure d'intervalle.

2° Un antidote puissant sera préparé pour parer rapidement aux accidents d'empoisonnement qui pourront survenir.

3° Deux médecins resteront continuellement auprès de la malade pour lui donner les soins qui peuvent être nécessaires.

La pilule fulminante est composée de mie de pain, l'antidote puissant est de l'eau pure.

Malgré cela la puissance de l'imagination est tellement grande chez les hystériques, qu'on a vu souvent les malades ressentir les douleurs de l'empoisonnement par la mie de pain et l'effet bienfaisant du protoxyde d'hydrogène.

OBSERVATIONS.

Obs. X. (Skey). — *Hysteria. — Local or surgical forms of hysteria.* 1870.

Une jeune femme éprouva un accident de chemin de fer, mais comme dans le dernier cas, ce n'est pas immédiatement qu'elle en ressentit les effets. Quelques heures après, *elle perdit complètement le mouvement et le sentiment du côté gauche du corps, à droite paralysie et anesthésie incomplète*. Quelques mois se passèrent. Quand je la revis, elle avait de l'hyperesthésie vers la dernière vertèbre lombaire. La perte de la sensibilité était si complète qu'elle ne sentait pas une piqûre d'épingle. La paralysie fut attribuée à une lésion, ou à un trouble fonctionnel de la moelle ou de ses enveloppes. Mais il est bien difficile d'expliquer l'apparition, après des mois, de la douleur lombaire par l'existence d'une lésion matérielle; c'est donc à l'hystérie qu'il faut rapporter ce cas, et, rien à mon avis ne s'oppose à ce diagnostic dans les circonstances que j'ai relatées.

Elle fut traitée comme hystérique. La guérison qui survint au bout de quelques mois fut complète.

Obs. XI (Gueneau de Mussy). — Clinique médicale, 1er volume.

Il s'agit d'une femme de vingt-quatre ans, couchée au n° 2 de la salle Saint-Bernard, hystérique depuis les approches de la puberté; elle a eu à cette époque ces attaques violentes qu'on peut appeler le grand mal hystérique. Depuis que la menstruation s'est établie, elle a toujours été régulière, interrompue seulement par une grossesse il y a six ans.

Depuis qu'elle est réglée, les grandes crises n'ont pas reparu, mais elle a souvent des pleurs sans motifs, des étouffements accompagnés du « globus hystericus », une excitabilité nerveuse générale; en un mot les manifestations de l'hystérie sont devenues moins violentes, mais l'hystérie persiste.

Il y a quatre mois, cette malade fut prise subitement d'une faiblesse telle dans tous les membres, qu'elle fut condamnée à l'immobilité; la marche était impossible et l'on était obligé de la faire manger; au bout de deux ou trois jours, elle retrouva la faculté de mouvoir les bras, mais les jambes continuèrent à lui refuser tout service.

Elle entre à l'Hôtel-Dieu. Je constatai au premier abord un état de chlorose, *compagne presque inséparable de l'hystérie confirmée*, caractérisé par la pâleur jaunâtre de la région sous-nasale et les bruits continus perçus dans les vaisseaux du cou. La malade accusait surtout de vives douleurs dans le côté au niveau des huitième, neuvième, dixième espaces intercostaux.

La région ovarienne était indolente. Voulant apprécier l'état des fonctions locomotrices, je fis lever la malade, ce qu'elle fit avec une extrême difficulté : elle glissait en titubant sur le sol, soulevant à peine ses pieds horizontalement sans relever ses talons et obligée, après quelques pas, de prendre un point d'appui pour ne pas tomber.

La sensibilité tactile est notablement diminuée au niveau des membres inférieurs.

Elle guérit subitement par le traitement moral.

Obs. XII, empruntée à Briquet.

Roussel (Marie), trente-deux ans, marchande de quatre saisons, après plusieurs attaques d'hystérie, entre à la Charité le 23 septembre 1848

Insensibilité de la peau du côté gauche du dos, depuis le haut jusqu'en bas ; insensibilité de la peau s'étendant au côté gauche de la face, de la tête et des membres ; insensibilité de la muqueuse conjonctivale nasale et buccale du côté gauche ; du même côté, léger affaiblissement de la vue, perte de l'odorat et du goût, perte du sens du toucher de la main gauche, perte de la sensibilité de la plante du pied gauche ; affaiblissement musculaire dans le membre supérieur gauche et dans les membres inférieurs, datant de six à sept mois.

La paralysie est arrivée au point de rendre la marche presque impossible.

Guérison complète par la galvanisation.

Obs. XIII. — Paralysie incomplète datant de deux ans.
Mort par suite d'une affection coïncidente. Pas de lésion anatomique.
Briquet. Obs. XLVIII (résumée).

Girard Adélaïde, vingt-deux ans, domestique ; pas d'antécédents hystériques, bonne santé jusqu'à douze ans. A cette époque, spasmes, constriction à l'épigastre, demi-perte de connaissance, sans convulsions. A seize ans, chloro-anémie, apparition régulière des menstrues jusqu'à vingt ans. A cette époque, après de grandes fatigues, douleur dans les quatre membres, céphalalgie, anorexie, fièvre, parésie dans les membres inférieurs, puis dans les supérieurs ; les menstrues ne sont plus régulières.

Elle entre à la Charité ; on constate : paralysie incomplète des quatre membres, troubles de la vue, petits accès spasmosdiques, rachialgie. Application d'un vésicatoire au milieu du dos pour la combattre, érysipèle, mort.

On ne trouve aucune lésion des centres nerveux à l'autopsie.

Obs. XIV (résumée). — Hystérie consécutive à une méningite.
Paralysie de tous les membres, de l'œsophage, de la vessie, etc. Hallucinations.
(Macario. *Annales médicales psychologiques*, t. III, p. 74.)

Tripier Marie, trente-cinq ans, constitution délabrée, frère et sœur épileptiques, fièvre cérébrale en 1834, convulsions depuis cette époque. Paralysie brusque des quatre membres et des muscles du pharynx, après une attaque violente survenue elle-même à la suite d'une saignée. La paralysie dura trois mois à droite, deux à gauche ; au bout d'un mois deuxième attaque avec paralysie des quatre membres qui dure trois mois. Guérison. Troisième attaque avec paralysie des quatre membres et de la vessie. La malade sort avant d'être guérie.

Obs. XV (résumée). — Paralysie hystérique.
Charcot. Obs. XXVI, page 133 et suivantes. — Etudes cliniques sur l'hystérie. 1870.

Joséphine D...., vingt-trois ans, réglée à quinze ans. Troubles dans la menstruation dès le second mois. Le 7 janvier 1861 attaque d'hystérie, suivie de paralysie progressive des quatre membres qui dura un an pour les bras et trois ans pour les membres inférieurs.

Grossesse dix-huit mois après sa guérison complète, les crises reparaissent après son accouchement.

Paraplégie complète, elle sort en 1869 du Vésinet, améliorée par l'opium et les révulsifs.

Obs. XVI. — De l'électrisation appliquée à la pathologie et à la thérapeutique. (Duchenne (de Boulogne), p. 724-725. — Obs. CXLIII (résumée.)

En juillet 1869, une jeune personne tombe subitement pour la première fois à la suite d'une vive émotion, dans une attaque d'hystérie. Nouvelle émotion suivie le lendemain de contractures des extenseurs du pied sur la jambe droite, parésie du même membre sans douleur, avec anesthésie.

En 1870, les contractures et la paralysie gagnent le membre inférieur opposé; en février de la même année, parésie des membres supérieurs qui se contracturent sous l'influence du moindre effort. L'électrisation a paru augmenter les contractures.

Sous l'influence des courants continus descendants appliqués par M. Duchenne, la malade guérit en un an, d'abord des membres supérieurs et ensuite des inférieurs.

Obs. XVII (résumée). (Lebreton.)
(Recueillie dans le service de M. le docteur Vulpian, par M. Lacrousille. Autopsie de M. Prévost.)

Jarleton Marie, vingt-sept ans, entrée le 7 avril 1864 à la Salpêtrière, morte le 21 février 1865. Réglée à seize ans, pas d'enfants, pas d'antécédents hystériques ; à dix-neuf ans première attaque convulsive, globus hystericus, toux hystérique, aphonie depuis deux ans. Ses règles deviennent abondantes, elle perd du sang pendant quinze jours, elle sent ses forces diminuer, entre à l'Hôtel-Dieu. Quinze jours après fourmillements, perte de la sensibilité et des mouvements dans le membre inférieur droit; successivement ces phénomènes se reproduisent dans les autres membres, le côté gauche de la face se paralyse aussi. Vomissement, les règles ne paraissent plus, paralysie de la vessie, la malade meurt de phthisie pulmonaire.

Tous les symptômes que nous venons d'énumérer ne se sont jamais amendés complétement.

A l'autopsie rien d'appréciable dans la moelle ni dans les muscles.

Obs. XIII (résumée). — (Étude clinique sur l'hystérie (Chairou).

X...., dix-sept ans, pas d'antécédents hystériques, réglée à quatorze ans, les menstrues sont irrégulières, entre convalescente au Vésinet le 7 mai avec diagnostic anémie. Il y a un mois, première attaque d'hystérie.

A son entrée, elle présente une anesthésie complète de l'épigltote, de la parésie dans les quatre membres avec anesthésie cutanée.

Obs. XIX (résumée). — Tirée de Landry (Mémoire, p. 35).

X...., dix-neuf ans, réglée à quatorze, mariée à dix-huit ans, attaque convulsive à la suite d'une altercation. Dyspepsie caractérisée, nausée, douleurs à l'épigastre, vomissements incoercibles, amaigrissement, pal pitation, constipation, anémie; elle entre à l'hôpital. État actuel, mêmes symptômes que ceux énumérés plus haut; en plus fréquentes attaques convulsives, paralysie des quatre membres, avec perte de la contractilité électro-musculaire. Anesthésie incomplète des quatre membres.

Ferrugineux, hydrothérapie. L'anémie disparaît, la paralysie diminue.

Obs. XX. — Publiée dans les « Recherches sur les causes et les indications curatives des maladies nerveuses » (1855).

X...., vingt-quatre ans, entre le 25 juillet 1851 dans le service de Sandras.

Tempérament lympathique et nerveux, la menstruation s'établit à seize ans et se supprime après un refroidissement. Alors la santé s'altère, on lui pratique une saignée, pendant laquelle grande attaque de nerfs qui fut suivie, malgré le retour de la menstruation, par des attaques nombreuses. Chloro-anémie.

En 1848, délire avec chant (saignée, ventouses scarifiées), paralysie complète des quatre membres. En 1851, attaques convulsives, aphonie et parésie des quatre membres.

Traitement ferrugineux, viandes crues. Guérison.

Obs. XXI (résumée). — Tirée de Michea. (*Gazette des hôpitaux*. Paris, 1865.)

X...., dix-sept ans, homme, tempérament nerveux. Le 13 octobre 1851, céphalalgie, hoquet, sentiment de constriction au cou, accès convulsifs suivis de paralysie incomplète des quatre membres avec anesthésie de la peau des muscles et des os. Cette paralysie n'existe que dans l'intervalle des accès, elle cesse lorsqu'ils se produisent. Cet état dure quatre mois et demi ; la guérison fut graduelle.

Paralysie des quatre membres chez les hystériques.

Auteurs. Désignation des observations.	Age des malades.	Début : brusque av. ou s. attaque	Début : lent.	Autres phénomènes hystériques antécédents ou concomitants.	Distribution.	Degré de la paralysie.	Durée.	Mode de disparition.
Obs. I BRIQUET.	Homme, 29 ans.	Brusque refroidissement.		Attaques, convulsions avec boule hystérique se montrant après la paralysie. — Contractures. — Surdité.	4 membres.	Parésie.	8 mois.	Guérison graduelle par faradisation.
Obs. II GUÉRITANT.	18 ans.		Graduel.	Attaques convulsives se montrant seulement après la paralysie.	4 membres.	D'ab. incomp. puis comp. Dispar. pend. les attaques.	?	?
Obs. III. BRIQUET.	36 ans.	brusque apr. ch. attaque.		Attaques convulsives; névralgies.	4 membres surtout les inférieurs.	Parésie peu prononcée.	2 ans.	Mort.
Obs. IV. SAVAGE (Lancet 1865).	19 ans.		Graduel.	Attaques convulsives. — Idiotie. — Troubles de la vue. — Aphonie. — Céphalalgie. — Chlorose, anesth. compl.	4 membres.	Complète.	6 semaines.	Graduelle par l'électricité (courants continus).
Obs. V. PIPET, thèse de Paris, 1862.	25 ans.		Graduel ap. fourmillements.	Attaques convulsives. — Globus hystericus. — Chlorose.	1° Memb. inf. dr.; 2° bras droit; 3° memb. inf. g.; 4° bras g.	Complète.	?	?
Obs. VI. CHARCOT.	40 ans.	Brusque pendant 1 attaque; d'abord hémipleg. g., et 2 ans apr. paralys. à d.; les 4 memb. s. alors pris.		Troubles pelviens. — Anesthésie. — Ischémie. — Contracture.	D'abord hémiplégie g.; puis paralysie des 4 membres.	Paresse des membres non contracturés.	4 ans pour les 4 membres; 6 ans pour le côté gauche.	Brusque.
Obs. VII. LANDOUZY.	50 ans.	Brusque s. attaque.		Accès spasmodiques. — Somnambulisme.	4 membres.	Complète.	1 an, 3 récid. de 8 jours (Par. comp. des 4 memb.).	Graduelle.
Obs. VIII. W. THORN (Lancet, 1849).	43 ans.	Brusque à la suite d'attaques.		Globus hystericus. — Leucorrhée. — Prolapsus utérin. — Aphonie complète. — Anesthésie. — Chlorose.	4 membres.	Complète.	6 à 14 jours chaque fois (6 attaques).	Graduelle par traitement Complète.
Obs. IX. CHEVALLIER.	38 ans.	Brusque s. attaque.		Pas d'attaques. — Troubles pelviens. — Ovaralgie. — Gastralgie. — Contracture des memb. inf. — Vomissements.	4 membres en même temps.	A peu pr. complète aux membr. inf. — Paralysie aux membres sup.	?	Graduelle. — Guérison complète.
Obs. X. SKEY.	Jeune femme.	Brusq. Acc. de ch. de fer.		Anesthésie. — Douleur de rein survenue en même temps.	Paralys. compl. à g., inc. à dr. — 4 membres.	Complète à gauche, incomplète à droite.	Quelques mois.	Lente et complète.
Obs. XI. GUENEAU DE MUSSY, *Clin.* 1er vol.	24 ans.	Brusque.		Attaques convulsives. — Globus hystéricus. — Chlorose. — Névralgie intercostale. — Anesth. des memb. infér.	4 membres.	Parésie.	?	Brusque. — Traitement moral.
Obs. XII. BRIQUET.	32 ans.		Lent.	Attaques convulsives. — Anesthésie cutanée et des organes des sens.	Membre sup. gauche. — Les 2 memb. inf.	Parésie peu prononcée.	9 mois.	Complète et graduelle. Galvanisation.
Obs. XIII. BRIQUET.	22 ans.		Lent.	Attaques antérieures. — Chlorose. — Névralgies.	4 membres.	Parésie.	2 ans.	Mort p. malad. intercurr. A l'autop. p. de lésion nerv.
Obs. XIV. — MACARIO (*Ann. medico-psycholog.*, t. III, p. 74).	35 ans.	Brusque ap. attaque.		Attaques convulsives.	4 membres et du pharynx.	Complète.	1re fois { 3 mois à dr.; 9 mois à g. 2e fois : 3 mois. — 3e fois : ?	?
Obs. XV. CHATROU (*Etudes clin. sur l'hyst.* 1870).	23 ans.		Lent.	Attaques convulsives avec perte de connaissance. — Troubles menstruels.	1° 4 membres; 2° 2 membres inf.	Complète.	1re attaque : bras, 1 an; memb. inf., 3 ans. 2e attaque : 17 mois.	1re attaque : guérison; 2e attaque : amélioration.
Obs. XVI. DUCHENNE (de Boulogne), Élect. local.	?		Progressif à la suite d'une émotion.	Attaques convulsives. — Contracture des quatre membres.	4 membres.	?	1 an.	Guérison complète et graduelle par continus ascendants.
Obs. XVII. LEBRETON, Par. hyst. Thèse, 1868.	27 ans.		Graduel apr. troubles pelviens.	Attaques convul. — Globus hystér. — Aphonie. — Toux hyst. — Fièvre intermit. — Vomiss. — Troubl. pelviens. — Anesth. profonde. — Constipation. — Contractures. — Arthralgie. — Par. de la vessie.	4 membres; paralysie faciale gauche.	?	?	Mort par phthisie pulmonaire. — Autopsie : pas de lésions nerveuses.
Obs. XVIII. CHATROU (*Et. clin.* 1870).	17 ans.		Graduel.	Chlorose. — Attaques convulsives. — Anesthésie.	4 membres.	Légère.	?	?
Obs. XIX. — LANDRY (*Rech. sur les causes et les indic. curat. d. malad. nerv.*, 1855).	19 ans.		Graduel.	Attaques convulsives. — Chlorose.	4 membres.	Complète.	3 mois.	Guérison graduelle. Traitement ferrugineux.
Obs. XX. — LANDRY (Obs. III. *Recherch. sur les causes et les indic. curatives des malad. nerv.*, 1855).	24 ans.		Graduel.	Troubles menstruels. — Attaques convulsives. — Chlorose. — Délire. — Aphonie. — Vomissement nerveux.	4 membres et de la langue.	1° complète; 2° Parésie.	Récidives de peu de durée chacune.	Guérison graduelle par les ferrugineux.
Obs. XXI. — MICHEA (*Gaz. des hopitaux*, 1865, p. 410).	Homme, 17 ans.	Rapide.		Somnambulisme. — Accès convulsifs. — Anesthésie. — Perte du sens musculaire.	4 membres, plus prononcés à gauche.	Incomplète, retrouve le mouvement pendant les attaques.	4 mois 1/2. — Récidive après chaque attaque de somnambulisme.	Guérison graduelle.

BIBLIOGRAPHIE.

HIPPOCRATE. Œuvres complètes. Traduction Littré. 1832.

HECQUET. Du naturalisme des convulsions.

1760. POMME. Traité des affections vaporeuses des deux sexes.

1770. CHEVALLIER et TELINGE. Journal de médecine de Vandermonde.

1771. POMME et TELINGE. Journal de médecine, chirurgie et pharmacie.

1811. GUERITANT. Bulletin de la Soc. des sciences d'Orléans. T. III, p. 169.

DÉSESSART. Recueil de la Société de médecine de Paris. Février 1811.

1816. LOUYER-VILLERMAY. Traité des maladies nerveuses. Paris.

1817. BOUNEAU. Thèse sur l'hystérie.

1821. GEORGET. De la physiologie du système nerveux, et spécialement du cerveau.

1822. NASSE. Arch. fur psychische Aerzte.

1834. Ch. BELL. The hand, its mechanism and vital endowments. London, chap. 9. On the muscular sense.

1835. PIORRY. Mémoire sur la nature et le traitement de plusieurs névroses. Clinique médicale. Paris.

1836. MARSHALL HALL. Lectures on the nervous system and it diseases. London.

WEBER. De pulsu, resorptione, anditu et tactu. Leipzig.

GRAVES. De la paraplégie indépendante d'une lésion primitive de la moelle épinière. Arch. méd.

1837. BRODIE. Lectures illustr. of certain local nervous affections. London.

DUBOIS (d'Amiens). Histoire philosophique de l'hypochondrie et de l'hystérie. Paris.

1838. MARX. Zur Lehre von d. Lœhmungen d. untern Glicdmassen. Carlsruhe.

1839. WILSON. Observation de paralysie hystérique. Gaz méd.

TANQUEREL DES PLANCHES. Traité des maladies de plomb.

1840. BRACH. Ueber einen nicht hinlaenglich beob. Punkt aus d.

Phys. der nerven, und eine. Art. v. Lœhmung Méd. Zeitschrft d. Ver. fur Heilk. In Preussen.

Leacock. A treatise on the nervous diseases of women. London.

1841. Heine. Beobachtungen uber Lœhmungszustœnde d. untern. Extremit. Stuttgard.

Romberg. Nervenkrankheiten.

1842. Cerise. Des fonctions et des maladies nerveuses.

Hocken. An exposition of the Pathologny of Hysteria elucitated by a reference to the origin, diagnosis of hysterical amaurose. London.

1843. H. Bourdon. Des paralysies consécutives à l'asphyxie par le charbon. (Thèse de 1843).

1843. Todd. Clinical lectures on diseases of the nervous system (in Lancet).

1844. Macario. De la paralysie hystérique. Ann. méd. psychol.

Favrot. De la catalepsie, de l'extase et de l'hystérie.

Reinbold. Einige Bemerkungen uber paralysie d. Willkur Mussel (Walther's und ammoris Journal).

1845. Puchelt. Ueber partielle Empfindungs lœhmung. Heid. méd. ann.

Turck. British and foreign med. Review.

1846. Gendrin. Note à l'Académie et Archives générales de médecine.

Landouzy. Traité complet de l'hystérie. Paris.

Louis. Gazette médicale, p. 311 Paris.

Schutzenberger. Études sur les causes organiques et le mode de production des affections dites hystériques.

Delpech Du spasme musculaire idiopathique, et de la paralysie nerveuse essentielle.

Spiess. Nervenkrankheiten. Wagner's Handwœrterbuch d. Physiologie. Braunschweig.

Gerdy. Des sensations et de l'intelligence. Paris.

1847. Henrot. De l'anesthésie et de l'hyperesthésie hystériques.

1848. Beau. Recherches cliniques sur l'anesthésie Arch. de méd.

Hellft. Paralysis hysterica. Casper's Wochscrft.

1849. Delacour. De l'analgésie. Thèse. Paris.

Brown-Séquard. Recherches sur un moyen de mesurer l'anesthésie et l'hyperesthésie. Gaz. méd.

Weber. Tastsinn und Gemeingefuhl in Wagner's Handwœrterbuch d. physiol.

Corse. Remakrs on cerebral disturbance, the resultats of uterin disorder. Med. Tim.

William Thorn. Case of hysterical paralysis. Lancet, 1849.

Bezançon. Considérations sur l'hystérie, et en particulier sur son diagnostic. Thèse. Paris.

1850. L. TURCK. Bertrœge zur Lehre von der hyperesthesie und anesthesie. Zeitschrft der Gesell. d. Aerzte z. Wien.

KENNEDY. Archives générales de médecine.

1851. SZOKALSKY. Von der Anesthesiei un Hyperesthesie. Prag. Vierteljahrschafft

SANDRAS. Traité des maladies nerveuses.

1852. O. LANDRY. Recherches physiologiques et pathologiques sur les sensations tactiles. Arch. méd.

FLEURY. Traité pratique d'hydrothérapie. Paris.

MESNET. Des paralysies hystériques. Thèse. Paris.

EICHMANN. Beitrag zur pathog. d. Hysterie und zur rad. Beh. dieses Leidens. Zeitschrft. d. deutsch. Chir. Vereins.

VALENTINER. Die Hysterie und ihre Heilung.

1853. SANDRAS. Des diverses espèces de paraplégie. Gaz. des Hôp.

GENDRIN. Leçons sur l'hystérie.

SIEVEKING. Britisch and foreign med. and chir. Review.

1855. BASTIEN. Observation d'un cas d'hystérie chez l'homme. Thèse. Paris.

LANDRY. Recherches sur les causes et les indications curatives des maladies nerveuses.

LANDRY. Paralysie du sentiment d'activité musculaire.

ROSS. Zur Path. und Therapie der Paralysen. Braunschweig.

HASSE. Krankheiten des Nervenapparates in Wirchow's, Handbuch d, spez. Path. und Therap. Erlangen.

1856. R. LEROY d'ÉTIOLLES. Des paraplégies.

TODD. Clinical lectures on paralysis. London.

PHILIPEAUX. Aphonie hystérique. Gazette hebdomadaire.

VALERIUS. Bulletins de la Société de médecine de Gand.

DELFECH. Mémoire sur les accidents que développe chez les ouvriers en caoutchouc l'inhalation du sulfure de carbone.

1857. BECQUEREL. Traité des applications de l'électricité à la thérapeutique.

MACARIO. Mémoire sur les paralysies dynamiques ou nerveuses.

PHILIPEAUX. De l'anesthésie de la vessie, de son diagnostic et de son traitement.

IMBERT-GOURBEYRE. Étude sur la paralysie arsenicale. (Gaz. médicale de Paris, 1858.)

1858. Aug. VOISIN. De l'anesthésie cutanée hystérique.

ALTHAUS. Aphonia kister. Med. Times and Gazette.

COTHENET. Du diagnostic des paraplégies. (Thèse de Paris. 1858.)

F. NIEMEYER. Deutsche Klinik.

ARZOUMAN. Troubles de la locomotion dans la chloro anémie.

DUCHENNE (de Boulogne). Électrisation localisée.

1859. Rustegho. Essai sur les paralysies hystériques. Thèse Strasbourg.

Landry. Gazette hebdom., 1859. Observ. de paralysies ascendantes aiguës.

— Traité complet des paralysies. Paris.

Briquet. Traité clinique de l'hystérie. Paris.

Jaksch. Ueber Anodynie der Haut.

Althaus. Der Galvanismus als diagnostisches Hulfsmittel in paralytischen Zustænden. Deutsche Klinik.

Niemeyer. Éléments de pathologie.

Richter. De anesthesia imprimis cutanea. Diss. Berlin.

1860. Barnier. Des paralysies musculaires. Thèse d'agrégation.

Maingault. De la paralysie diphthéritique. Mémoire présenté à la Société de médecine des Hôpitaux.

Remak. Galvanothérapie.

Roger Henri. Recherches cliniques sur la paralysie consécutive à la diphthérite. Soc. méd. des Hôpit.

Winslow. Obscure diseases of the brain. London.

Gubler. Paralysies consécutives aux maladies aiguës (Arch. de médecine).

Koch. Wurt. Corresp. Blatt.

Bouchut. De l'état nerveux aigu et chronique.

Selliet-Sizaret. Thèses. Strasbourg.

Gust. Lagneau fils. Maladies syphilitiques du système nerveux.

1861. Brown-Séquard. Lectures on the diagnosis and treatment of the principal forms of paralysis of the lower extremities. Philadelphia.

Imbert-Gourbeyre. Des paralysies puerpérales.

Franque. Ueber hysteriche Krœmpfe und hysterische Lœhmungen.

Beau. Bains de valeriane dans le traitement de l'hysterie. (Bult. de therap.)

Munchen.

Gubler. Paralysies consécutives aux maladies aiguës. (Mém. de la société de biologie).

Gérold. Amblyopa nervosa. Halle.

Mordret. Taité pratique des affections nerveuses et chloro-anémiques.

1862. Benedikt. Ueber Lœhmungsartige Stœrungen der Motilitœt ohne eigentliche Paralyse. Wien med. Wochschrft.

Krans. Des paralysies sans lésions matérielles appréciables.

Pipet. De la paralysie hystérique. Thèse. Paris.

1863. Goltz. Centralblatt der med. Wissenschaften.

Annales d'hygiène publique et de médecine légale. Nouvelles recherches sur l'intoxication spéciale que détermine le sulfure de carbone.

Renedikt. Die methode der elektrischen Untersuchung des Nervensystems. Allg. Wien. Med. Zeitung.

LOBB. On the contratility of healty and paralysed muscles, attested by electricity. Dubl. Med. Press.

AXENFELD. Traité des névroses, dans Pathologie de Requin.

DUNANT. Recherches et observations sur l'hystérie. Thèse, Paris.

GALLEVARDIN. Les paralysies phosphoriques. (Gaz. méd. de Paris, 1864.)

1864. BENEDIKT. Ueber elektrische Untersuchung und Behandlung. Wien. med. Halle.

JACCOUD. Les paraplégies et l'ataxie du mouvement.

WL. TOMSA. Allg. milit. œrztl. Zeitung.

DRESSOELER. Cutane und elektromuscule mit contractur der Flex der Finger beid. Hœnde.

VALENTIN. Versuch einer phys. Paths der Nerven. Leipzig.

BENEDIKT. Beobachtungen uber Hysterie.

LASSÈGUE. Sur l'anesthésie et l'ataxie hystérique.

LASSÈGUE. Ataxie hystérique. (Archives de médecine).

1865. GALEZOWSKI. Sur les altérations des nerfs optiques et les maladies cérébrales dont elles dépendent.

MAUTHNER. Beitrag zur Neuropathologie. in Œstr. Zeitschrft fur prakt. Heilkunde.

CHARCOT. Sclérose des cordons latéraux de la moelle épinière chez une femme hystérique atteinte de contracture permanente des quatre membres.

SAVAGE. General hyst. paralysis treated by the contin. galv. current. Lancet.

LASSÈGUE. Des catalepsies partielles. Arch. de médecine, octobre 1865.

1867. GUÉNEAU DE MUSSY. Sur la paralysie hystérique. (Union médicale.)

GROS et LANCEREAUX. Des affections nerveuses syphilitiques.

1868. LEBRETON. Des paralysies hystériques.

1870. SKEY. Hysteria. Local or surgical forms of hysteria.

CHAIROU. Études cliniques sur l'hystérie. Paris.

1872. TROUSSEAU. Clinique de l'Hôtel-Dieu, revue par Peter.

BAILLY. Des paralysies consécutives à quelques maladies aiguës.

ONIMUS et LEGROS. Traité d'électricité médicale.

CHARPENTIER. Contribution à l'étude des paralysies puerpérale.

JACCOUD. Pathologie interne.

1873. Thèse de GAMBIER, sur l'alcoolisme chronique.

BOURNEVILLE. Étude clinique et thermométrique sur les maladies du système nerveux.

GOMBUS. De l'alcoolisme chronique terminé par paralysie générale. (Thèse de Paris. 1873.)

LOLLIOT. De l'alcoolisme comme cause de la paralysie générale. (Gazette des Hôpitaux, 1873).

Blachez. Gazette hebdomadaire.

1874. Rendu. Des paralysies dans la méningite tuberculeuse.

Guéneau de Mussy. Clinique du Dr Noël.

Hammond. Traité des maladies nerveuses. Trad. par Labadie. Lagrave, à Paris, 1874.

G. Bernutz. Article Hystérie. Dict. de médecine et de chirurgie pratiques.

Veyssière. Recherches expérimentales à propos de l'hémianesthésie de cause cérébrale. (Art. de Physiologie, mars-mai 1874.)

Bouchard et Bertin. (Art. Moelle du Dict. encyclopédique. Pathologie.)

Manouvriez. Recherches cliniques sur l'intoxication saturnine locale et directe par absorption cutanée.

Exchaquier. Thèse de 1874.

1875. Desplats. Thèse d'agrégation, 1875. Des paralysies périphériques.

Hallopeau. Thèse d'agrégation. Des paralysies bulbaires.

J. Renaut. Th. d'agrégation. Intoxication saturnine chronique.

Bourneville. Contracture hystérique. Progrès médical, du n° 16 au n° 33.

1876. Bourneville. Recherches cliniques et thérapeutiques sur l'épilepsie et l'hystérie.

Charcot. Leçons sur les maladies du système nerveux, 2e édition.

1877. Darcy. De l'hémiplégie puerpérale.

TABLE DES MATIÈRES

A. Parent, imprimeur de la Faculté de Médecine, 31, rue Monsieur-le-Prince, à Paris.

www.ingramcontent.com/pod-product-compliance
Ingram Content Group UK Ltd.
Pitfield, Milton Keynes, MK11 3LW, UK
UKHW021109260726
13994UKWH00002B/799

9 782329 120669